Heidelberger Taschenbücher Band 18

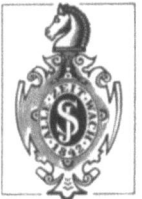

Fred Lembeck
Karl-Friedrich Sewing

Pharmakologie-Fibel

Tafeln zur Pharmakologie-Vorlesung

Zweite, neubearbeitete Auflage

Mit 17 Abbildungen

Springer-Verlag
Berlin · Heidelberg · New York 1973

Dr. med. FRED LEMBECK
Professor für Pharmakologie in Tübingen und Graz

Dr. med. KARL-FRIEDRICH SEWING
Professor am Pharmakologischen Insitut
der Universität Tübingen

ISBN-13: 978-3-540-06305-6   e-ISBN-13: 978-3-642-65621-7
DOI: 10.1007/978-3-642-65621-7

Das Werk ist urheberrechtlich geschützt. Die dadurch begründeten Rechte, insbesondere die der Übersetzung, des Nachdruckes, der Entnahme von Abbildungen, der Funksendung, der Wiedergabe auf photomechanischem oder ähnlichem Wege und der Speicherung in Datenverarbeitungsanlagen bleiben, auch bei nur auszugsweiser Verwertung, vorbehalten.
Bei Vervielfältigungen für gewerbliche Zwecke ist gemäß § 54 UrhG eine Vergütung an den Verlag zu zahlen, deren Höhe mit dem Verlag zu vereinbaren ist.
Die Wiedergabe von Gebrauchsnamen, Handelsnamen, Warenbezeichnungen usw. in diesem Werk berechtigt auch ohne besondere Kennzeichnung nicht zu der Annahme, daß solche Namen im Sinne der Warenzeichen- und Markenschutz-Gesetzgebung als frei zu betrachten wären und daher von jedermann benutzt werden dürfen.

© by Springer-Verlag Berlin · Heidelberg 1973
Library of Congress Catalog Card Number 73-79973
Herstellung: Universitätsdruckerei H. Stürtz AG, Würzburg

Vorwort

„Es ist notwendig,
sehr viel über Pharmakologie zu wissen,
um sehr wenig Arzneimittel zu verwenden."
sagte einst der Berliner Pharmakologe Professor Wolfgang Heubner, und dieser Satz gilt heute mehr denn je.

In möglichst übersichtlicher Darstellung wurde in der Fibel versucht, eine knappe Auswahl therapeutisch wichtiger Pharmaka zu sammeln und dem pharmakologischen Prinzip den Vorrang vor der Vollständigkeit zu geben. Neben den internationalen Namen wurde immer nur eine Arzneispezialität als Beispiel angegeben, denn eine Ergänzung durch andere gleichwertige Präparate bringt die praktische Tätigkeit mit sich. Um das Auffinden der Pharmaka nach ihren internationalen Freinamen zu erleichtern, wurden im Register die Seitenzahlen, die auf die entsprechenden Formeln hinweisen, halbfett gesetzt.

Die Fibel ist kein Lehrbuch-Ersatz. Sie soll als Ergänzung zur Vorlesung oder zum Lernzielkatalog, zum selbständigen Bearbeiten des Stoffes oder zum Nachschlagen dienen. Wenn man einem Lehrbuch die tragende Rolle der tibia beimißt, so soll sie die ergänzende Funktion der fibula ausüben.

"There is no safe drug,
there are only safe doctors."

F. LEMBECK
K.-FR. SEWING

Inhaltsverzeichnis

Cholinerges Nervensystem	1
Einfluß autonomer Nervenimpulse auf verschiedene Organe	2
Parasympathomimetika	4
Parasympatholytika	4
Cholinesterase-Hemmstoffe	5
Cholinesterase-Reaktivatoren	5
Cholinesterase	6
Adrenerges Nervensystem	7
Sympathomimetika	8
Catecholamin-Stoffwechsel	10
Adrenerges Nervenende	11
Mutterkorn-Alkaloide	12
Anti-Adrenergika	14
Ganglienstimulierende Substanzen	16
Ganglienblockierende Substanzen	16
Autonomes Nervensystem	17
Lokalanästhetika I	18
Lokalanästhetika II	19
Muskelrelaxantien	20
Histamin und Antihistamine	22
Serotonin (5-Hydroxytryptamin)	24
Kinine	26
Immunologische Reaktionen	27
Prostaglandine	28
Anästhesie-Stadien	30
Anästhesie-Apparate	31
Inhalationsanästhetika	32
Intravenöse Anästhesie	33
Neuroleptanalgesie	34
Prämedikation	35
Anästhesieverfahren bei Tieren	36
Schlafmittel	37
Äthanol	38
Anti-Epileptika	40
Therapie der Epilepsie	41
Anti-Parkinson-Mittel	42
Psychopharmaka	43
Angriffsort verschiedener Psychopharmaka	44
Tranquilizer	45
Neuroleptika	46
Antidepressiva	47
Psychostimulantien	48
Psychosomimetika	49
Morphinartige Analgetika	50

Abhängigkeit von Wirkstoffen	51
Analeptika	52
Xanthin-Derivate	52
Atemsystem	53
Antitussiva	54
Leichte Analgetika I	55
Leichte Analgetika II	57
Therapie der Gicht	58
Herzglykoside I	59
Herzglykoside II	60
Herzglykoside III	61
Herzglykoside IV	62
Antifibrillatorische Mittel	63
Coronarinsuffizienz	64
Schock	66
Infusions-Lösungen	67
Essentielle Hypertonie	68
Renin-Angiotensin-Aldosteron	69
Hyperlipämien	70
Antidiuretisches Hormon (ADH)	71
Diuretika I	72
Diuretika II	74
Blutgerinnung	75
Antikoagulantien und Antagonisten	76
Antikoagulantien	77
Hemmstoffe der Fibrinolyse	77
Eisen	78
Laxantien I	79
Laxantien II	80
Die wichtigsten Bakterien (Schizomyceten)	81
Chemotherapie bakterieller Infektionen	82
Sulfonamide I	83
Sulfonamide, Trimethoprim II	84
Penicilline und Cephalosporine I	85
Penicilline und Cephalosporine II	86
Tetracycline I	88
Tetracycline II	88
Chloramphenicol	90
Erythromycin	91
Aminoglykoside I	93
Aminoglykoside II	94
Tuberkulostatika I	96
Tuberkulostatika II	97
Peptid-Antibiotika	98
Polymyxine	99
Malaria I	100
Malaria II	101
Chemotherapie von Pilzinfektionen	102
Anthelminthika	103
Mittel gegen Trichomonaden	103
Desinfektionsmittel	104

Harnwegs- und Darmdesinfizientien 106
Zytostatika 107
Steroid-Nomenklatur 109
Biosynthese der Steroidhormone 110
Natürliche Corticosteroide 111
Synthetische Glucocorticoide 112
Oestrogene I 113
Oestrogene II 114
Gestagene 115
Orale Kontrazeptiva 116
Androgene 117
Androgenantagonist 118
Steroide mit anaboler Wirkung 118
Schilddrüse 120
Hypophysen-Hormone I 122
Hypophysen-Hormone II 126
Insulin 127
Stoffwechselstörungen bei Diabetes mellitus 128
Oral wirksame Antidiabetika 129
Peptid-Hormone 130
Verdauung 131
Hormone des Gastrointestinal-Trakts 131
Cyclisches AMP 132
Therapie von Metallvergiftungen 133
Die wichtigsten Arzneimittel in der Bereitschaftstasche des Arztes . . 134
Arzneimittelmetabolismus 136
Biotransformation 137
Pharmakokinetik 138
Blutspiegel 139
Agonisten und Antagonisten 140
Aromatische Ringsysteme 142
Grundzüge der medizinischen Statistik 143
Sachregister 153

Cholinerges Nervensystem

(Parasympathicus)

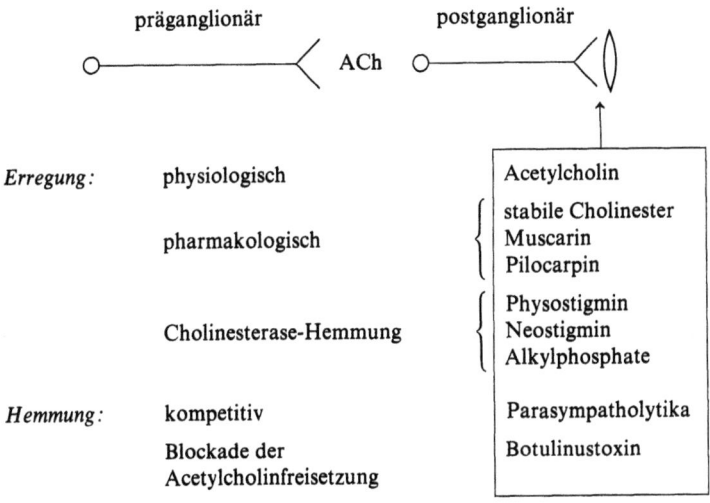

Erregung:	physiologisch	Acetylcholin
	pharmakologisch	{ stabile Cholinester Muscarin Pilocarpin
	Cholinesterase-Hemmung	{ Physostigmin Neostigmin Alkylphosphate
Hemmung:	kompetitiv	Parasympatholytika
	Blockade der Acetylcholinfreisetzung	Botulinustoxin

Therapeutische Anwendung der Parasympathomimetika
Magen- und Darmatonie, Blasenatonie, Glaukom, paroxysmale Tachycardie

Therapeutische Anwendung der Parasympatholytika
Prämedikation bei Anästhesie, ophthalmologische Diagnostik (cave Glaukom!), peptische Ulcera, Spasmen des Gastrointestinal- und Urogenitaltrakts, Vergiftung mit lang wirksamen Cholinesterase-Hemmstoffen (hoch dosieren!)

Einfluß autonomer Nervenimpulse auf verschiedene Organe
(Nach GOODMAN und GILMAN)

Organe	Adrenerge Impulse		Cholinerge Impulse
	Rezeptoren	Wirkung	Wirkung
Auge			
M. dilatator iridis	α	Kontraktion (Mydriasis)	—
M. sphincter iridis		—	Kontraktion (Miosis)
Ziliarmuskel	β	Relaxation (Fernsicht)	Kontraktion (Nahsicht)
Herz			
Sinusknoten	β	Frequenzzunahme	Frequenzabnahme
Vorhöfe	β	Kontraktilitätszunahme	Kontraktilitätsabnahme
AV-Knoten		Zunahme der Überleitungsgeschwindigkeit	Abnahme der Überleitungsgeschwindigkeit
Ventrikel	β	Zunahme der Kontraktilität und Leitungsgeschwindigkeit	—
Blutgefäße			
Coronarien	α	Erweiterung	Erweiterung
Haut und Schleimhaut	α	Verengung	Erweiterung
Skelettmuskel	α, β	Verengung, Erweiterung	Erweiterung
Gehirn	α	Verengung	Erweiterung
Lunge	α	Verengung	Erweiterung
Eingeweide	α, β	Verengung, Erweiterung	—
Speicheldrüsen	α	Verengung	Erweiterung
Lunge			
Bronchialmuskeln	β	Relaxation	Kontraktion
Bronchialdrüsen		Hemmung (?)	Stimulierung
Magen			
Tonus und Motilität	β	Abnahme	Zunahme
Sphincteren	α	Kontraktion	Relaxation
Sekretion		Hemmung (?)	Stimulierung

Einfluß autonomer Nerveneinpulse auf verschiedene Organe *(Fortsetzung)*

Organe	Adrenerge Impulse		Cholinerge Impulse
	Rezeptoren	Wirkung	Wirkung
Darm			
Tonus und Motilität	α, β	Abnahme	Zunahme
Sphincteren	α	Kontraktion	Relaxation
Sekretion		Hemmung (?)	Stimulierung
Gallenblase und -gänge		Relaxation	Kontraktion
Harnblase			
M. detrusor	β	Relaxation	Kontraktion
Trigonum und Sphincter	α	Kontraktion	Relaxation
Ureter			
Tonus und Motilität		Zunahme	Zunahme (?)
Uterus	α, β	Variabel	Variabel
Sexualorgane		Ejakulation	Erektion
Haut			
Pilomotoren	α	Kontraktion	—
Schweißdrüsen	α	Lokalisierte Sekretion	Generelle Sekretion
Milzkapsel	α	Kontraktion	—
Nebennierenmark			Sekretion von Adrenalin und Noradrenalin
Leber		Glykogenolyse	—
Pankreas			
Acini		—	Sekretion
Speicheldrüsen	α	Visköse Sekretion	Wäßrige Sekretion
Tränendrüsen		—	Sekretion
Nasopharyngealdrüsen		—	Sekretion

Parasympathomimetika

- Pilocarpin 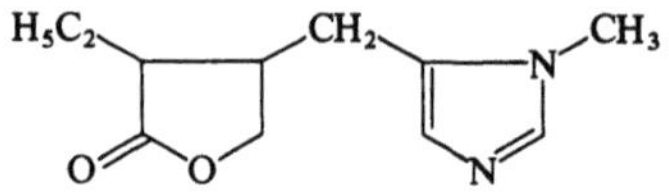
- Muscarin 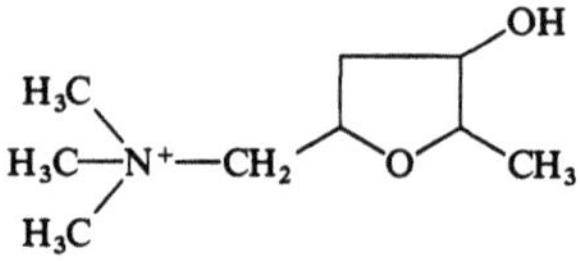
- Acetylcholin 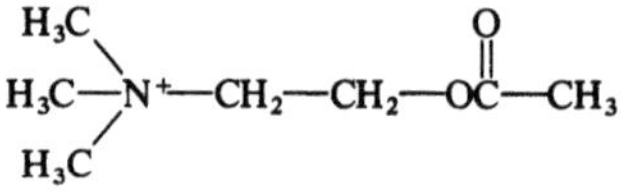
- Carbachol (Doryl®)

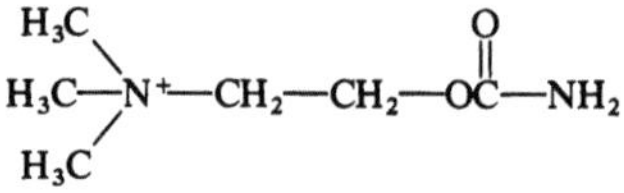

Parasympatholytika

- Atropin 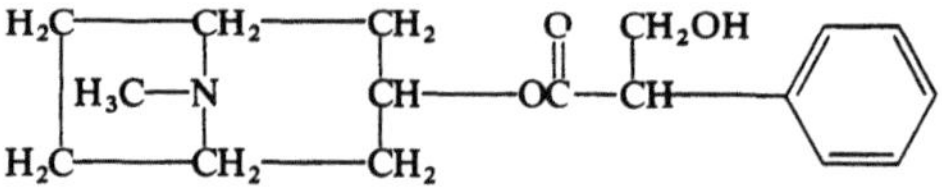
- Scopolamin 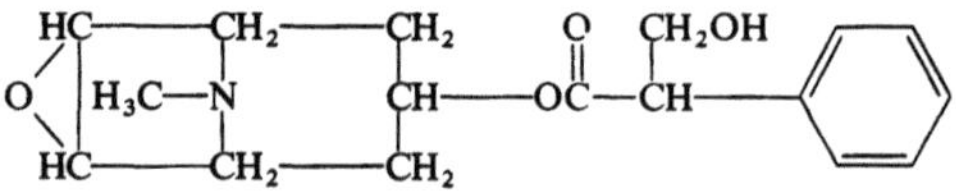
- Scopolamin-butylbromid (Buscopan®) 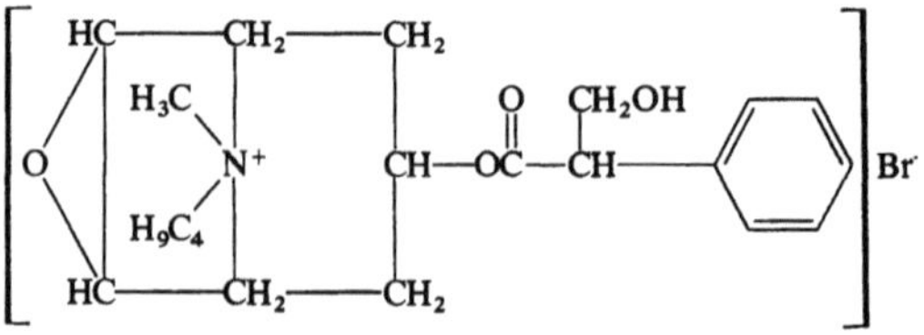
- Tropicamid (Mydriaticum „Roche"®)

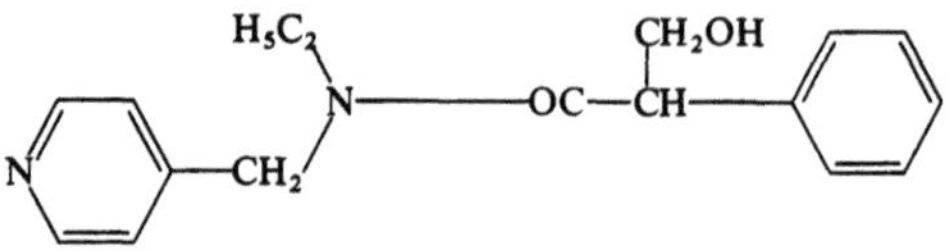

Cholinesterase-Hemmstoffe

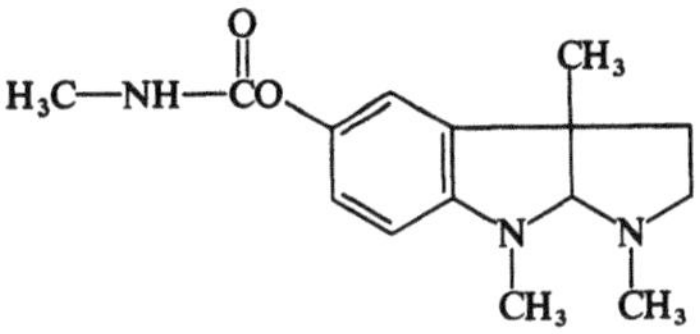

Physostigmin (Physostol®)

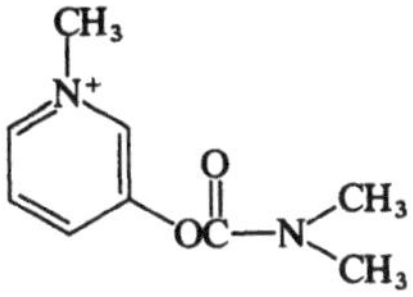

Pyridostigmin (Mestinon®)

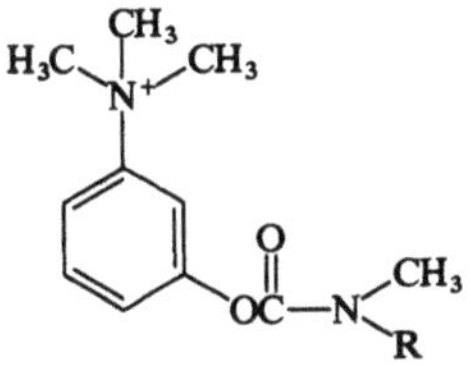

R = CH_3 **Neostigmin** (Prostigmin®)

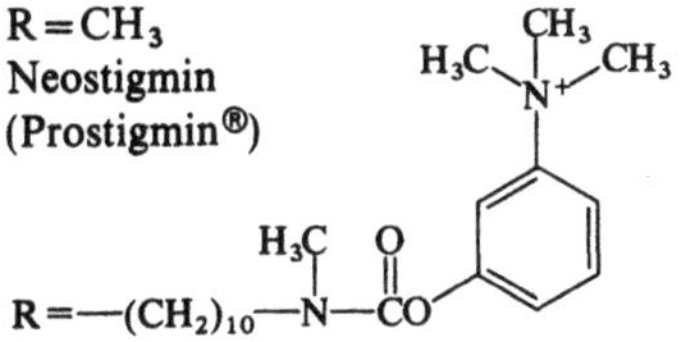

R = —$(CH_2)_{10}$—N—CO— **Demecarium** (Tosmilen®)

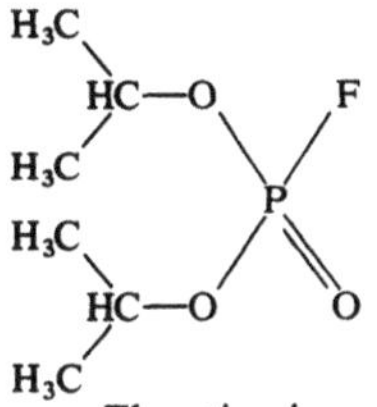

Fluostigmin

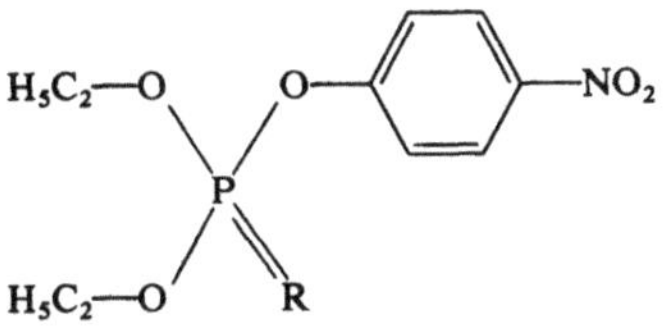

R = O Paraoxon (Mintacol®)
R = S Nitrostigmin (E 605®)

Anwendung der kurzwirkenden Cholinesterase-Hemmstoffe

Glaukom, Myasthenie (Diagnostik und Therapie), Darmatonie, Harnblasenatonie, Antidot gegen kompetitiv wirksame Muskelrelaxantien (z. B. D-Tubocurarin)

Anwendung der langwirkenden Cholinesterase-Hemmstoffe

Glaukom (nur lokal!), Schädlingsbekämpfungsmittel

Cholinesterase-Reaktivatoren

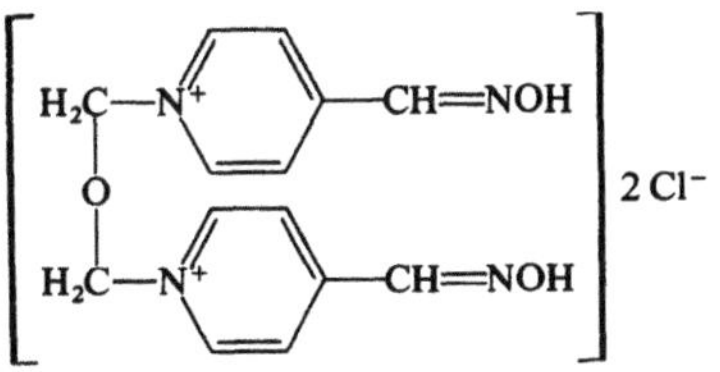

Obidoxim (Toxogonin®)

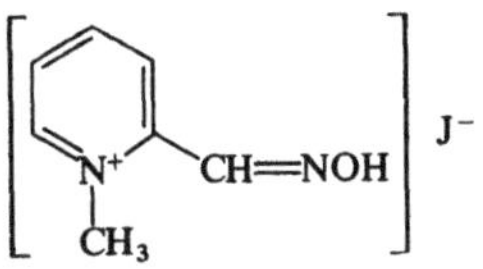

Pralidoxim

5

Cholinesterase

Acetylcholin

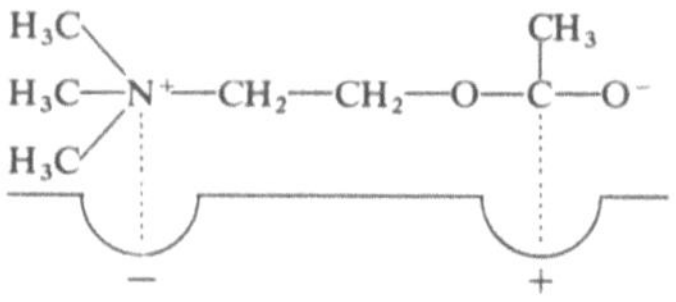

$$H_3C-\underset{\underset{H_3C}{|}}{\overset{\overset{H_3C}{|}}{N^+}}-CH_2-CH_2-O-\overset{\overset{CH_3}{|}}{C}-O^-$$

$\quad\quad\;\;-\quad\quad\quad\quad\quad\;\;+$

Reaktionen

$\xrightarrow{\text{sehr schnell}}$ acetyliertes Enzym + Cholin

$\xrightarrow{\text{sehr schnell}}$ regeneriertes Enzym + Essigsäure

Neostigmin

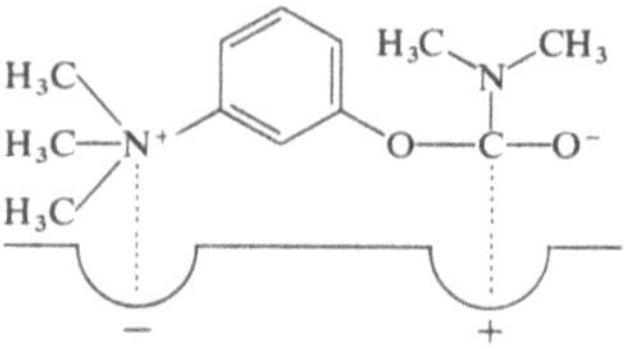

$\xrightarrow{\text{relativ schnell}}$ Dimethylcarbamoyl-Enzym + 3-Hydroxyphenyltrimethylammonium

$\xrightarrow{\text{relativ schnell}}$ regeneriertes Enzym + Dimethylcarbaminsäure

Fluostigmin

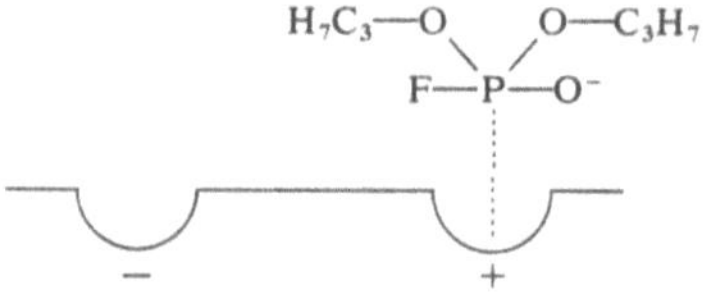

$\xrightarrow{\text{sehr langsam}}$ phosphoryliertes Enzym + HF

$\xrightarrow[\text{gar nicht}]{\text{sehr langsam oder}}$ regeneriertes Enzym + Diisopropylphosphorsäure

Reaktivierung des Enzyms

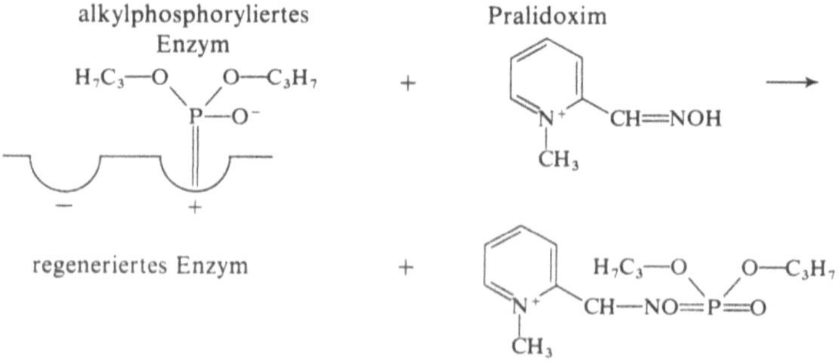

alkylphosphoryliertes Enzym

+ Pralidoxim →

regeneriertes Enzym +

Adrenerges Nervensystem
(Sympathicus)

	Nervenreizung		Sympathomimetika	
	prä-ganglionär	post-ganglionär	„direkt" (Noradrenalin)	„indirekt" (Tyramin)
Normale Innervation	+	+	+	+
Denervierung (Exstirpation des Ganglions)	−	−	++	−
nach Ganglienblockern (s. S. 16)	−	+	+	+
nach Reserpin (s. S. 15)	−	−	+	−
nach Guanethidin (s. S. 15)	−	−	+	−
nach Sympatholytika (s. S. 14)	−	−	−	−

präganglionäre Faser (cholinerg)
postganglionäre Faser (adrenerg)

+ = Effekt
− = kein Effekt

||||||| = Blockierung
.... = Noradrenalin-Verarmung

Sympathomimetika

1. Vorwiegend gefäßverengend (α)

Noradrenalin
(Arterenol®)

Adrenalin
(Suprarenin®)

Norfenefrin
(Novadral®)

Etilefrin
(Effortil®)

2. Vorwiegend broncholytisch und positiv inotrop wirksam (β)

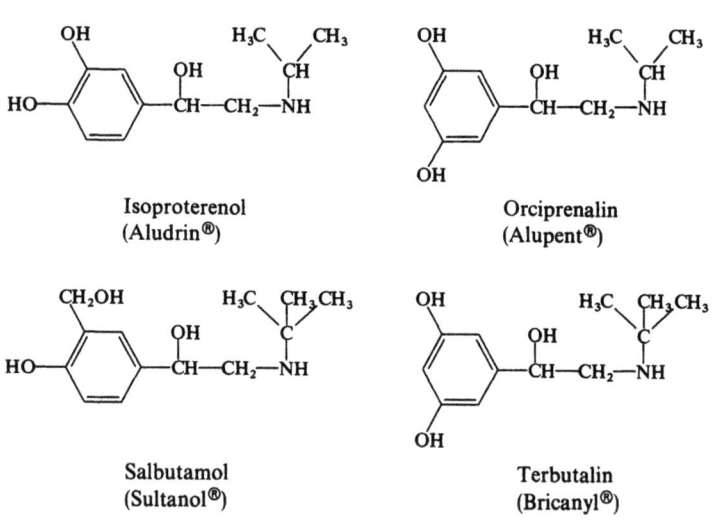

Isoproterenol
(Aludrin®)

Orciprenalin
(Alupent®)

Salbutamol
(Sultanol®)

Terbutalin
(Bricanyl®)

Sympathomimetika *(Fortsetzung)*

3. Vorwiegend zentral stimulierend

Amphetamin
(Elastonon®)

Methamphetamin
(Pervitin®)

Phenmetrazin
(Preludin®)

Amphetaminil
(AN1®)

4. Imidazolin-Derivate zur lokalen Gefäßverengung

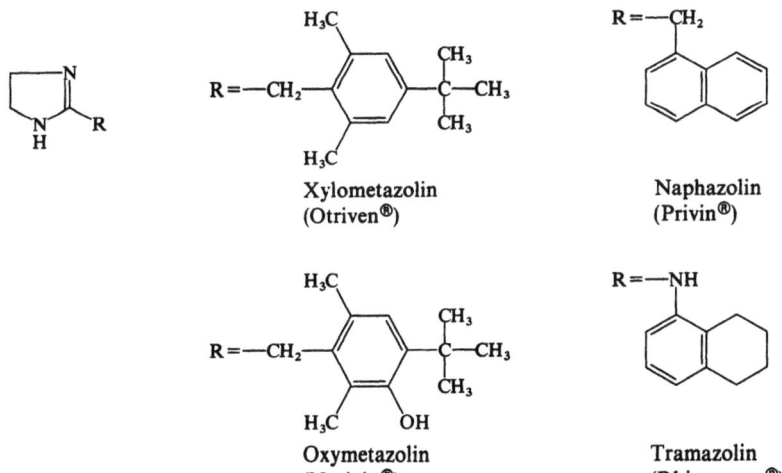

Xylometazolin
(Otriven®)

Naphazolin
(Privin®)

Oxymetazolin
(Nasivin®)

Tramazolin
(Rhinospray®)

Catecholamin-Stoffwechsel

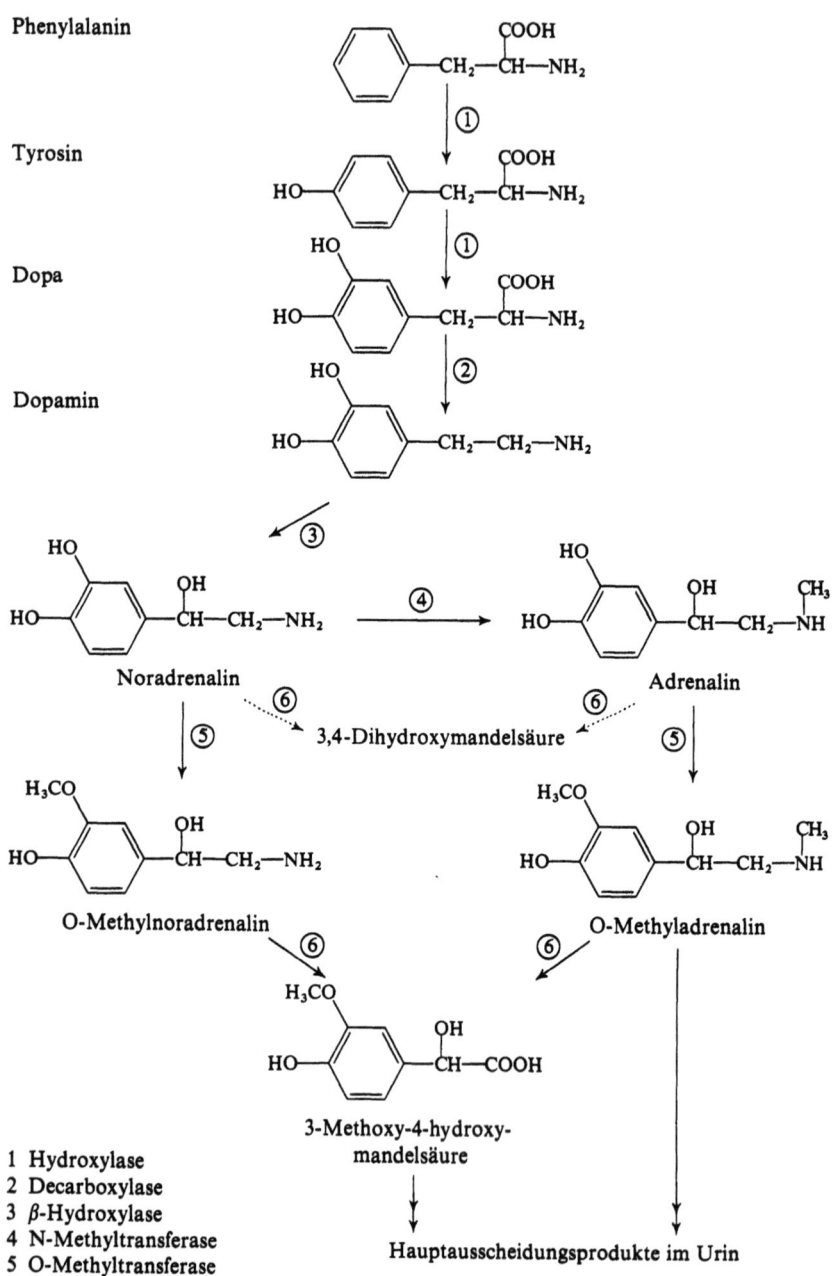

1 Hydroxylase
2 Decarboxylase
3 β-Hydroxylase
4 N-Methyltransferase
5 O-Methyltransferase
6 Monoaminoxidase

Adrenerges Nervenende

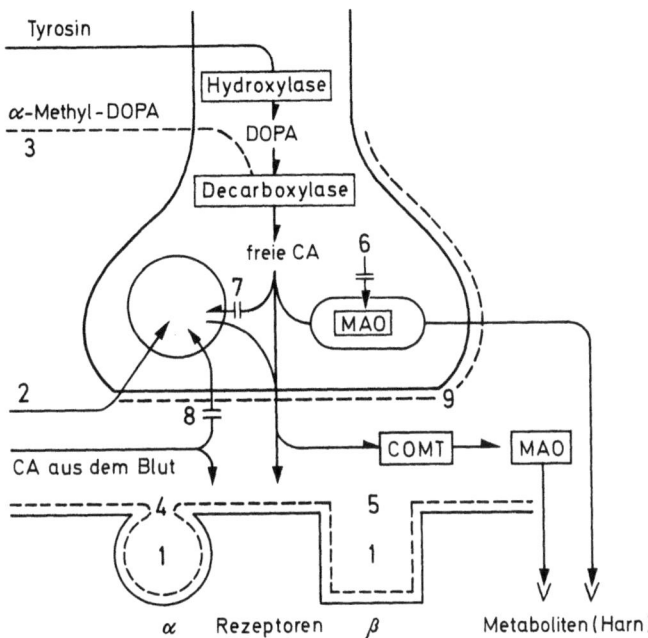

1. Sympathomimetika mit direkter Wirkung.
2. Sympathomimetika mit indirekter Wirkung.
3. Bildung eines „falschen Überträgerstoffes".
4. α-Rezeptorenblocker.
5. β-Rezeptorenblocker.
6. MAO-Hemmstoffe.
7. Reserpin.
8. Cocain.
9. Guanethidin.

CA = Catecholamine.
COMT = Catechol-O-Methyl-Transferase.
DOPA = Dihydroxyphenylalanin.
MAO = Monoaminoxidase.

Mutterkorn-Alkaloide

Lysergsäure / Dihydrolysergsäure

Dihydroergotamin: L-Prolin, Phenylalanin, α-Hydroxyalanin

	R_1	R_2		Uterus	Vasokonstriktion	α-Blocker	Anwendung
Säure-Amide	—H	—N(C$_2$H$_5$)$_2$	Lysergsäurediäthylamid (LSD)		halluzinogen		keine
	—H	—NH—CH(CH$_3$)—CH$_2$OH	Ergometrin*	++	+	0	Uteruskontraktion post partum
	—H	—NH—CH(C$_2$H$_5$)—CH$_2$OH	Methylergometrin (Methergin®)	+++	0	0	
	—CH$_3$	—NH—CH(C$_2$H$_5$)—CH$_2$OH	Methysergid (Deseril®)	0	++	+	Migräne

Mutterkorn-Alkaloide *(Fortsetzung)*

	R_1	R_2		Uterus	Vasokonstriktion	α-Blocker	Anwendung
Peptide	—H	—OH-Ala + L-Phe + L-Pro	Ergotamin* (Gynergen ®)	++	++	++	Migräne
	—H	—OH-Val + L-Phe + L-Pro	Ergocristin* ⎫	+	+	+	keine
	—H	—OH-Val + L-Leu + L-Pro	Ergocryptin* ⎬ „Ergotoxin"				
	—H	—OH-Val + L-Val + L-Pro	Ergocornin* ⎭				
Derivate der Dihydrolysergsäure			Dihydroergotamin (Dihydergot ®)	(+)	+	++	Migräne, Venentonisierung
			Dihydroergocristin ⎫ Dihydroergocryptin ⎬ Hydergin ® Dihydroergocornin ⎭	(+)	(+)	++	Migräne

* Natürlich vorkommend.

Anti-Adrenergika

A. Rezeptorenblocker

1. α-Rezeptorenblocker
Derivate der Dihydrolysergsäure (s. S. 12, 13)

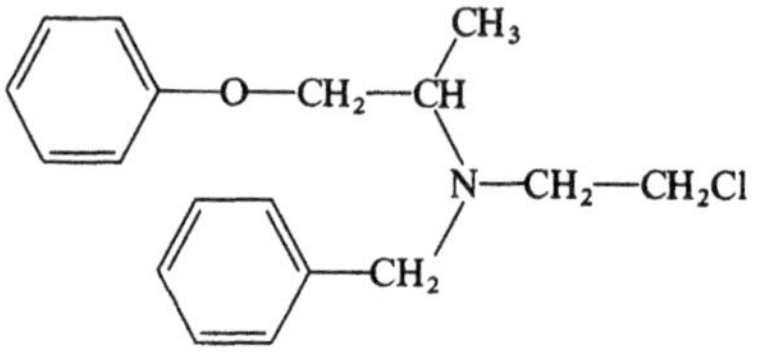

Phenoxybenzamin
(Dibenzylin®)

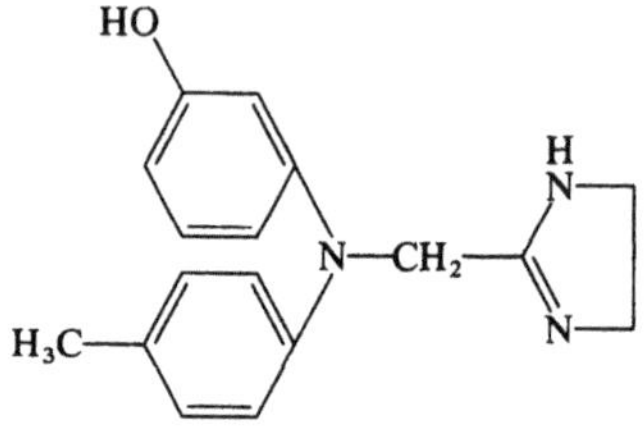

Phentolamin
(Regitin®)

2. β-Rezeptorenblocker

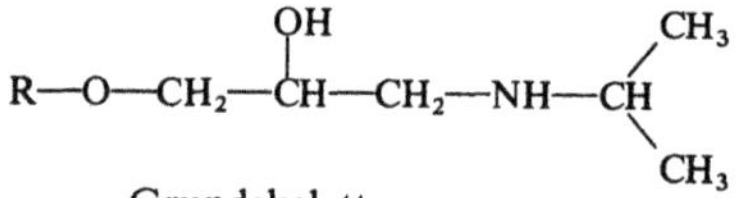

Grundskelett

Name	R	„chinidinartige Wirkung"
Practolol (Eraldin®)	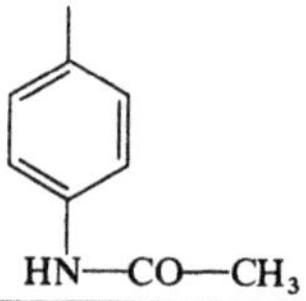 (Phenyl mit HN—CO—CH$_3$)	(+)
Oxprenolol (Trasicor®)	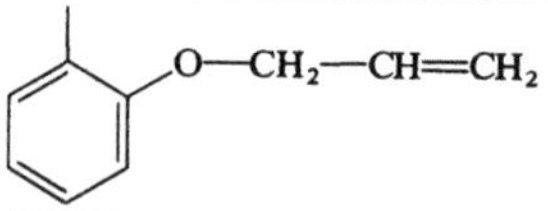 (Phenyl mit O—CH$_2$—CH=CH$_2$)	
Propranolol (Dociton®)	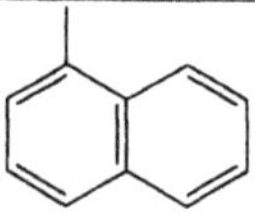 (Naphthyl)	+
Pindolol (Visken®)	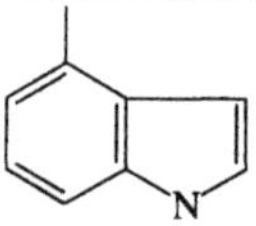 (Indolyl)	+

Anti-Adrenergika *(Fortsetzung)*

B. Verminderte Abgabe von Noradrenalin auf Nervenreiz

1. Synthese eines falschen Überträgerstoffes

α-Methyl-Dopa
(Aldometil®)

Corbadrin
(Corbasil®)

2. Aufhebung des Speichervermögens

Reserpin
(Serpasil®)

Weitere Wirkung: zentral sedierend

3. Hemmung der Noradrenalinfreisetzung

Guanethidin
(Ismelin®)

Weitere Wirkungen: Reserpin- und Cocain-ähnlich

Ganglienstimulierende Substanzen

(depolarisierend)

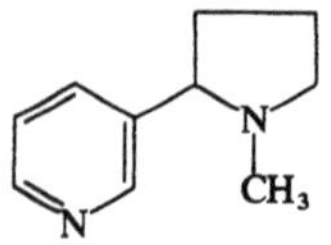

Nicotin

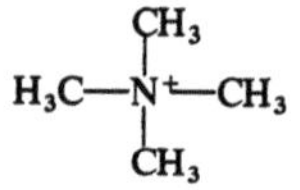

Tetramethylammonium

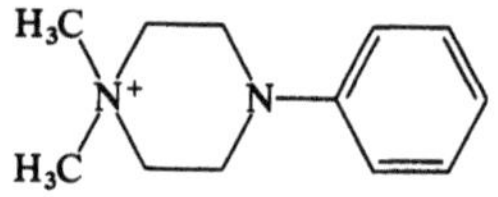

Dimethylphenylpiperazin (DMPP)

Ganglienblockierende Substanzen

(kompetitiv hemmend)

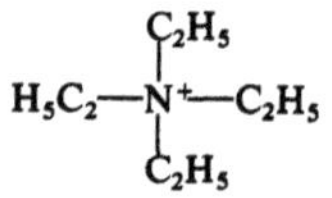

Tetraäthylammonium

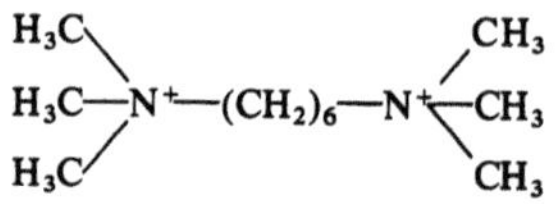

Hexamethonium
(Depressin®)

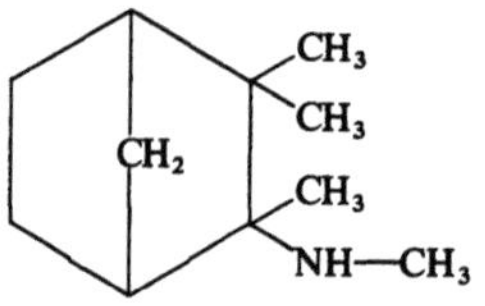

Mecamylamin
(Mevasine®)

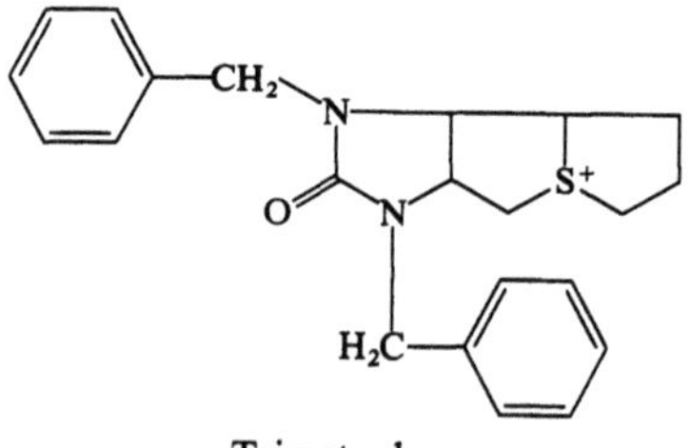

Trimetaphan
(Arfonad®)

Anwendung

Ganglienstimulierende Substanzen haben nur experimentelles Interesse.

Ganglienblockierende Substanzen:
Die Therapie der Hypertonie mit Ganglienblockern ist durch wirksamere Medikamente ersetzt. Steuerbare Hypertonie bei Operationen (nur Trimetaphan).

Autonomes Nervensystem

Wirkung von Arzneimitteln, registriert am Blutdruck der spinalisierten Katze.
Wo wirken die einzelnen Substanzen?

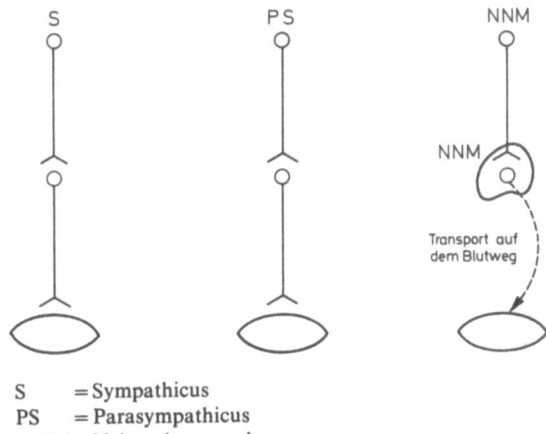

S = Sympathicus
PS = Parasympathicus
NNM = Nebennierenmark

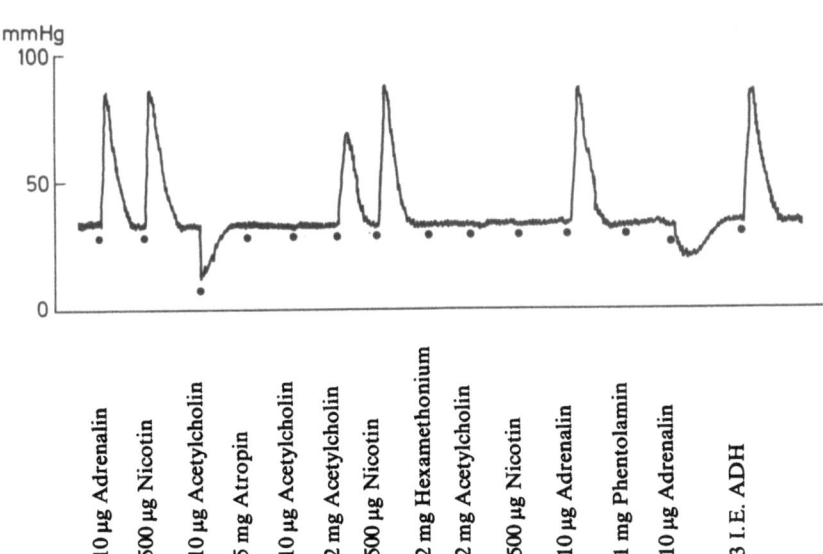

Lokalanästhetika I

Ester

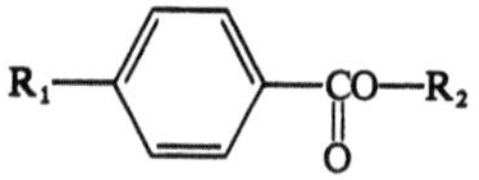

Name	R_1	R_2
Cocain	—H	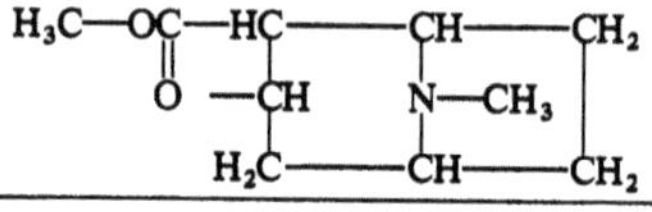 H_3C—O—CO—HC—CH—CH$_2$ / —CH—N—CH$_3$ / H_2C—CH—CH$_2$
Ethoform (Anaesthesin®)	—NH$_2$	—C$_2$H$_5$
Procain (Novocain®)	—NH$_2$	—(CH$_2$)$_2$—N(C$_2$H$_5$)(C$_2$H$_5$)
Tetracain (Pantocain®)	—NH—(CH$_2$)$_3$—CH$_3$	—(CH$_2$)$_2$—N(CH$_3$)(CH$_3$)

Säureamide

(2,6-dimethylphenyl)—NH—CO—R

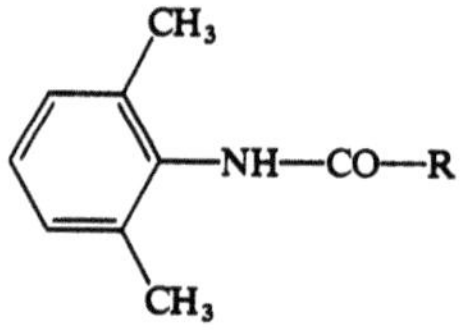

Name	R
Lidocain (Xylocain®)	—CH$_2$—N(C$_2$H$_5$)(C$_2$H$_5$)
Mepivacain (Scandicain®)	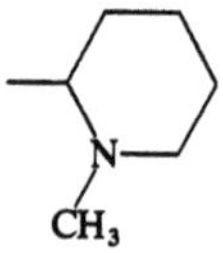 N-methylpiperidin-2-yl

Lokalanästhetika II

Name	Infiltration und Leitung	Subarachnoidal	Epidural[1]	Schleimhäute	Wirkungsdauer (min) (mit Adrenalin[2])
Cocain	—	—	—	a) Laryngeal-Spray: 2,0—20,0 am Auge: 1,0—4,0 b) MED 0,05	—
Ethoform (Anaesthesin ®)	schwer löslich, nur für Anwendung in Pudern, Salben, Halstabletten und Zäpfchen geeignet				
Procain (Novocain ®)	a) 0,5 b) max. 1,0	a) bis 5,0 b) 0,05—0,1	a) 2,0 b) 0,6—1,0	unwirksam	45—60 (60—120)
Tetracain (Pantocain ®)	—	—	—	a) 2,0 am Auge: 0,5 b) 0,08	—
Lidocain[3] (Xylocain ®)	a) 0,25—0,5[4] b) max. 0,5	a) 2,0—5,0 b) 0,03—0,06	a) 1,0—2,0 b) 0,2—0,6	a) 2,0—4,0 b) ca. 0,2	60—90 (180—240)
Mepivacain (Scandicain ®)	a) 0,5—1,0 b) max. 0,7	a) 2,0—4,0 b) 0,06	a) 1,0—2,0 b) 0,7	unwirksam	90—150 (240—300)

a) = Konzentration in %.
b) = Menge in g.
1 Im Epiduralraum längere Latenzzeit als im Subarachnoidalraum bis zur Anästhesie.
2 Adrenalin, Noradrenalin oder Corbadrin sollen nicht zur Anästhesieverlängerung bei Operationen am Kopf, Unterarm, Hand oder Genitalbereich verwendet werden.
3 Auch Anwendung bei ventrikulären Arrhythmien oder Tachycardien.
4 Gilt nur für Infiltration, für Leitung 0,5—2,0.

Muskelrelaxantien

1. Kompetitiv hemmend

D-Tubocurarin
(Curarin „Asta"®)

Pancuroniumbromid
(Pavulon®)

Alkuroniumchlorid
(Alloferin®)

Muskelrelaxantien *(Fortsetzung)*

2. Durch Depolarisation hemmend

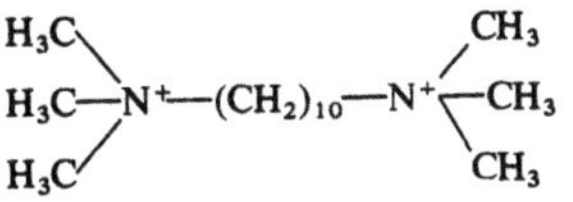

H_3C—N^+—$(CH_2)_{10}$—N^+—CH_3 (mit CH_3-Gruppen)

Decamethonium
(Synacur®)

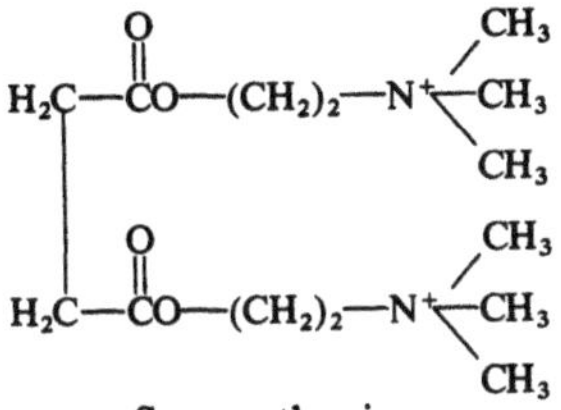

H_2C—CO—$(CH_2)_2$—N^+—$(CH_3)_3$
|
H_2C—CO—$(CH_2)_2$—N^+—$(CH_3)_3$

Suxamethonium
(Lysthenon®)

Anwendung
Muskelentspannung bei chirurgischen Eingriffen, Strychninvergiftung, Tetanus
Cave: Cholinesterase-Hemmstoffe wirken antagonistisch gegenüber den kompetitiv hemmenden Muskelrelaxantien, verstärken jedoch die Wirkung der depolarisierend wirkenden

Agonist	*Antagonist*
D-Tubocurarin Alkuroniumchlorid Pancuroniumbromid	Neostigmin
Decamethonium Suxamethonium	∅

Histamin und Antihistamine

1. Vorkommen

Weitverbreitet, z. B. Bakterien, Brennessel u. a.
Vertebraten: Vorwiegend in Mastzellen (sowie in Mastzelltumoren) und enterochromaffinähnlichen Zellen des Magens

2. Biochemie

Aufbau:

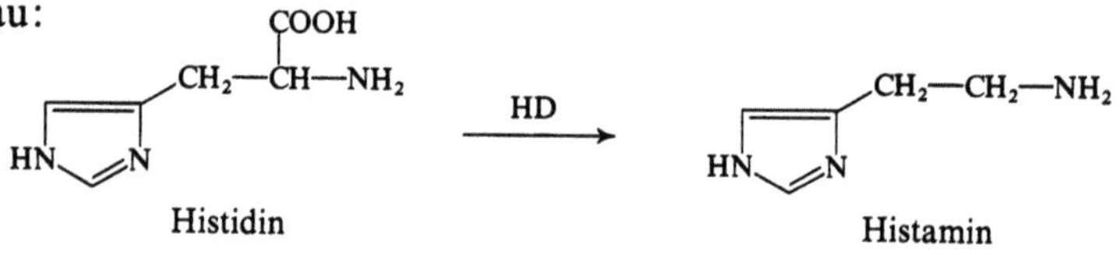

Histidin →[HD] Histamin

Abbau:

Histamin →[DAO] Imidazolessigsäure

↓ MT

Methylhistamin →[MAO] Methylimidazolessigsäure

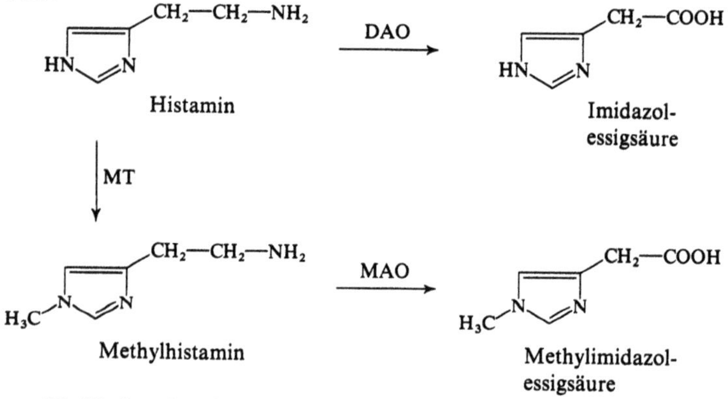

HD = Histidindecarboxylase   MAO = Monoaminoxidase
DAO = Diaminoxidase   MT = Methyltransferase

3. Freisetzung

Antigen-Antikörper-Reaktion (Sofort-Typ)
Strahlen (UV, IR, Röntgen)
Liberatoren: Morphin, D-Tubocurarin und andere Substanzen von experimenteller Bedeutung (setzen Histamin nur aus Mastzellspeichern frei)

4. Wirkungen

Kontraktion der Darm-, Bronchial- und Uterusmuskulatur
Dilatation der Arteriolen, Kapillaren und Venen
HCl- und Pepsin-Sekretion im Magen
Erregung sensibler Nerven (Juckreiz)

Histamin und Antihistamine *(Fortsetzung)*

5. *Analoge*

Betazol
(Histalog®)

Anwendung
Diagnostisch zur Magensekretionsanalyse.

6. *Antagonisten*

Hemmung der „H_1-Rezeptoren"

a) Grundstruktur
    Äthanolamine: z.B. Diphenhydramin   Benadryl®
    Äthylendiamine: z.B. Mepyramin   Neoantergan®
    Alkylamine: z.B. Pheniramin   Avil®
    Piperazine: z.B. Meclozin   Bonamine®
    Phenothiazine: z.B. Promethazin   Atosil®

b) Wirkungen
Aufhebung aller Histaminwirkungen außer der Stimulierung der Magensekretion und der Wirkungen auf das Herz

c) Anwendungen
Allergische Reaktion (Heufieber, Urticaria, Arzneimittelexanthem, allergische Dermatosen u.a.)

d) Therapeutisch genutzte Nebenwirkungen
    Zentral dämpfend: Promethazin   Atosil®
    Antiemetisch: Meclozin   Bonamine®
    Juckreizstillend: Isothipendyl   Andantol®

Hemmung der „H_2-Rezeptoren"

Burimamid   Metiamid

Wirkungen:
Hemmung der Histaminwirkungen, die nicht durch die anderen Antihistamine blockiert werden (z.B. Magensekretion und Herz). Therapeutisch noch nicht verwendbar.

Serotonin (5-Hydroxytryptamin)

1. Vorkommen

Weitverbreitet, z. B. in Bananen, Nüssen, Wespengift u. a.
Vertebraten: Enterochromaffine Zellen des Verdauungstraktes (sowie in Carcinoiden)
Thrombocyten (Transport)
ZNS (serotoninerge Fasern in Mesencephalon, Diencephalon)
Zirbeldrüse (Vorstufe von Melatonin)
Mastzellen (nur bei Mäusen und Ratten)

2. Biochemie

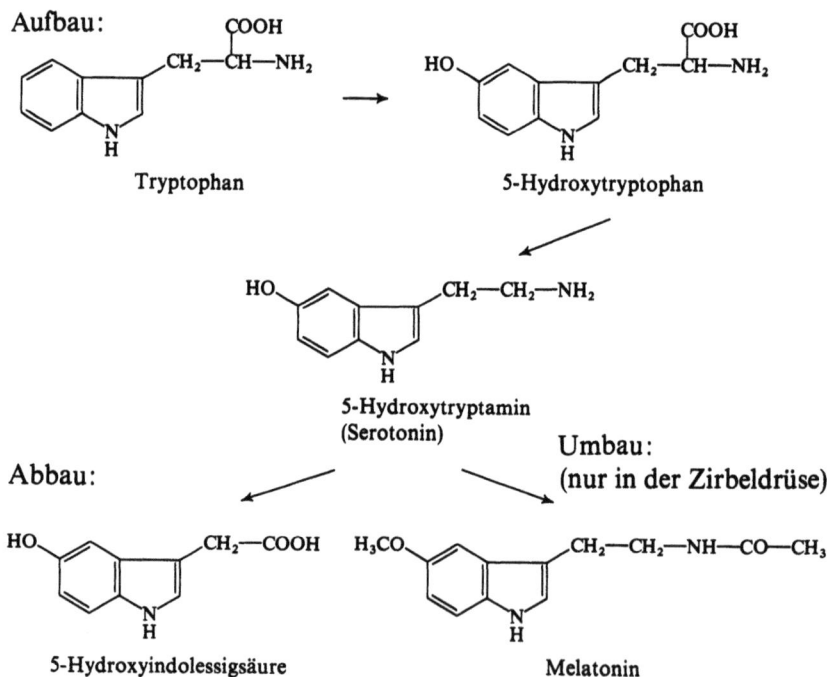

Serotonin (Fortsetzung)

3. Freisetzung

Mechanismus unbekannt
Blockierung der Speicherung durch Reserpin

4. Wirkungen

Kontraktion glatter Muskeln des Verdauungstraktes
Gefäße: Kontraktion oder Dilatation, sehr variabel je nach Gefäßgebiet und Species
ZNS: Zusammenhänge mit Schlafrhythmus, Temperaturregulation

5. Mögliche physiologische Funktionen

Darmperistaltik
Schlaf- und Temperaturregulation
Tag-Nacht-Rhythmus (Melatonin)

6. Antagonisten

Lysergsäure-Derivate (z.B. Methysergid) s. S. 12
Cyproheptadin (gleichzeitig Antihistamin)
Indol-Derivate
Phenothiazin-Derivate (s. S. 46)

Kinine

1. Vorkommen

Verschiedenartige Kinin-freisetzende Enzyme kommen in Insektengiften, Schlangengiften, Vogel- und Säugetierorganen und im Plasma vor.

Kinine werden durch Abspaltung aus einem Plasmaprotein (=Kininogen) gebildet und durch Kininasen abgebaut.

2. Formeln

Lys-Arg-Pro-Pro-Gly-Phe-Ser-Pro-Phe-Arg
Kallidin
Arg-Pro-Pro-Gly-Phe-Ser-Pro-Phe-Arg
Bradykinin

3. Biosynthese und Abbau

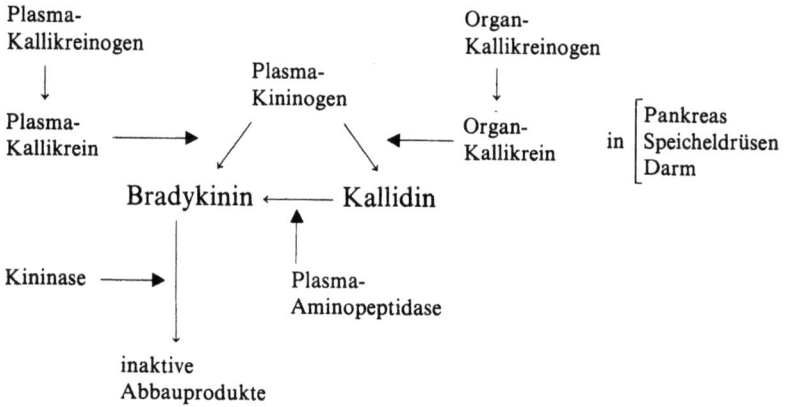

⟶ Bildung von
⟶ Einwirkung auf

4. Mögliche physiologische Funktionen

Reaktive Hyperämie, Arbeitshyperämie, funktionelle Drüsenhyperämie

5. Pharmakologische Wirkungen

Kontraktion glatter Muskeln des Verdauungstraktes und Uterus in vivo
Vasodilatation, Blutdrucksenkung
Kapillarpermeabilität erhöht   Erregung von Schmerzfasern

6. Pathophysiologische Bedeutung

„Flush" beim Carcinoidsyndrom
Symptome der akuten Pankreatitis
Möglich auch bei: Allergie, Verbrennung, Entzündung,
            angioneurotischem Ödem.

Immunologische Reaktionen

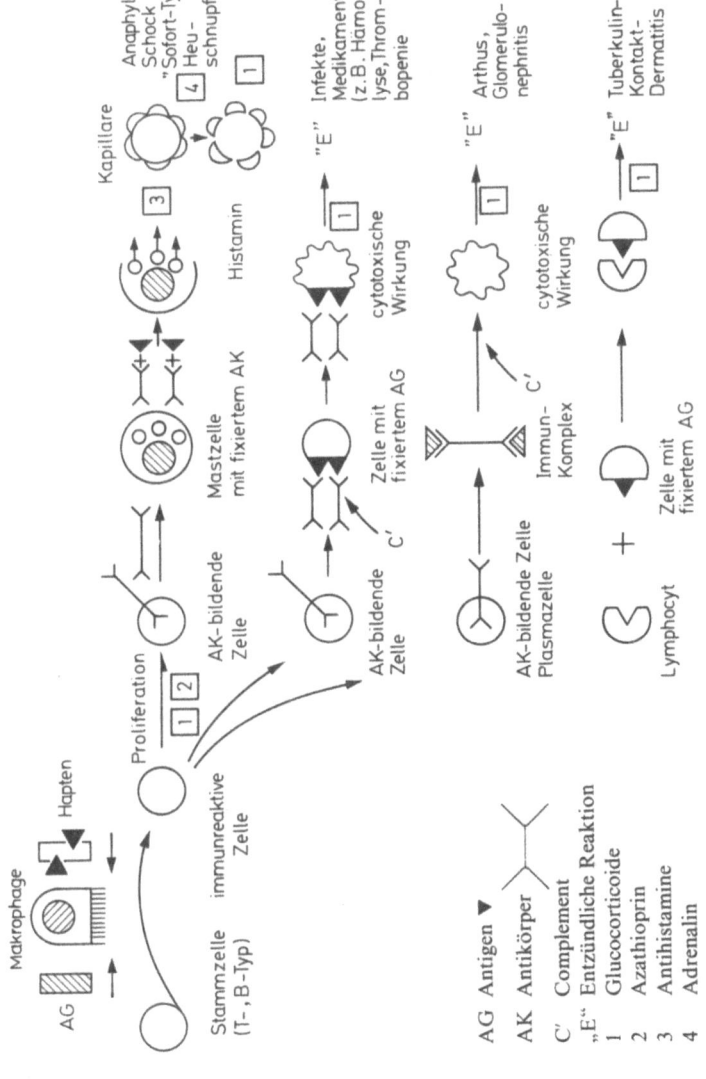

AG Antigen ▼
AK Antikörper
C' Complement
„E" Entzündliche Reaktion
1 Glucocorticoide
2 Azathioprin
3 Antihistamine
4 Adrenalin

Prostaglandine

1. Vorkommen

Samenflüssigkeit, Sexualorgane, Niere, Iris, Lunge, Thymus, Schilddrüse, Gehirn

2. Biosynthese (Beispiel)

Arachidonsäure → Prostaglandin E_2

4 Haupttypen A, B, E, F mit den Untertypen 1, 2

3. Physiologie

Freigesetzt:
a) während Menstruation und Geburt
b) von einigen Organen (Nebennieren, Milz, Magen)
c) durch Neurostimulation
d) im ZNS

Regulator im Reproduktionsprozeß über Einfluß auf Steroidbildung
Möglicher Regulator von Drüsenfunktion über Aktivierung der Adenylcyclase

4. Pharmakologie

Kontraktion der meisten glatten Muskeln (Darm, Uterus und Bronchiolen)
Im allgemeinen vasodilatatorisch und hypotensiv (speciesabhängig)

Thrombocyten-Aggregations-Hemmung (E_1, E_2)
Stupor oder Hyperthermie bei Injektion ins ZNS
Wirkungen der einzelnen Prostaglandine und ihrer synthetischen Abkömmlinge sehr unterschiedlich

Prostaglandine *(Fortsetzung)*

5. Pathophysiologie

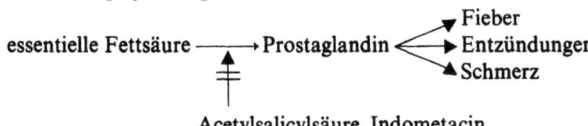

Acetylsalicylsäure, Indometacin

Mögliche pathogenetische Bedeutung für Asthma bronchiale (Mangel an Prostaglandin?)

6. Anwendungsversuche

Auslösung von Wehen (E_2, F_2)
Therapeutischer Abort, hauptsächlich im 2. Trimenon,
Broncholyse (E_2, $F_{2\alpha}$)

Anästhesie-Stadien

(Am Beispiel der Äther-Anästhesie)

Stadien			Planum	Bewußtsein	Atmung		Augen-bewegungen	Pupillenweite	Verlauf der Reflexe								Muskelspannung		
					diaphragmal	thoracal			Lid	Conjunctiva	Cornea	Husten	Sekretion	Licht	Schlucken	Erbrechen	Skelett	Abdomen	glatte Muskeln
I	Analgesie	1 2 3																	
II	Exzitation						++++												
III	Toleranz	1 2 3 4					+++++ +++												
IV	Asphyxie																		

Anästhesie-Apparate

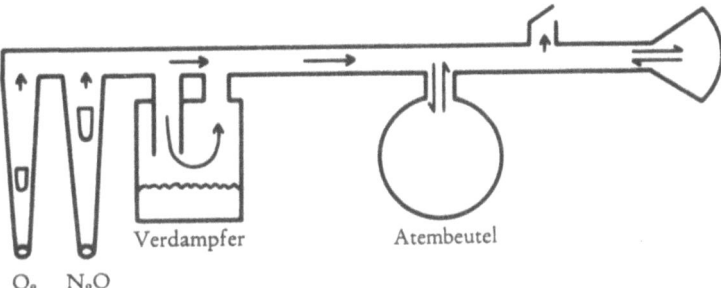

Halb-offenes System

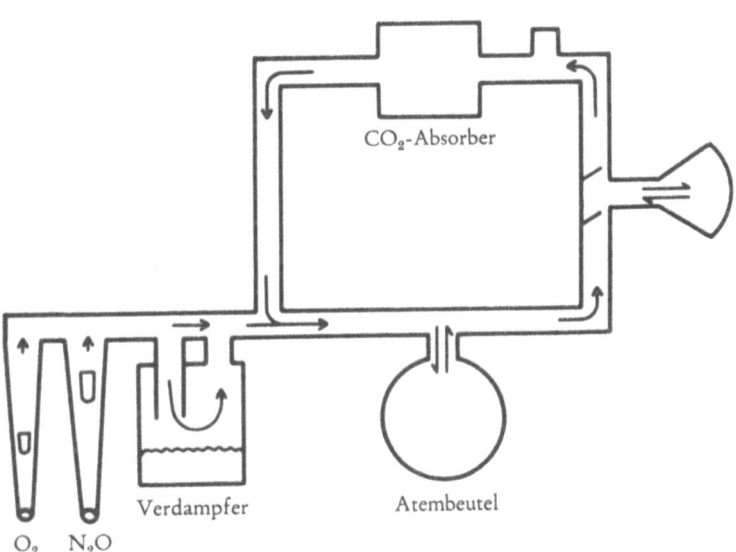

Halb-geschlossenes/geschlossenes System

Inhalationsanästhetika

	Stickoxydul	Cyclopropan	Diäthyläther	Halothan
Formel	N_2O	$H_2C\underset{}{\overset{CH_2}{\diagup}}\!\!\!\!\!-\!\!\!\!\!\underset{}{\overset{}{\diagdown}}CH_2$	$H_5C_2-O-C_2H_5$	$F-\overset{\overset{F}{\|}}{\underset{\underset{F}{\|}}{C}}-\overset{\overset{Br}{\|}}{\underset{\underset{Cl}{\|}}{C}}-H$
Blut-Gas-Verteilung 37 °C)	0,47	0,46	12,0	2,3
Siedepunkt (°C)	−89,5	−33,0	36,5	50,2
Konzentration in der Einatmungsluft bei Vollnarkose (Vol.-%)	50—75	20—25	3—4	0,5—2,0
Elimination	Lunge	Lunge	Lunge	80—90 % Lunge, Urin
Vorteile	Nicht brennbar, schnelle Erholung	Große therapeutische Breite, schnelle postanästhetische Erholung	Leicht steuerbar, einfach zu handhaben	Nicht brennbar, nicht schleimhautreizend
Nachteile	Ausreichende Narkosetiefe wird nicht erreicht	Explosiv, brennbar, nur in halbgeschlossenem oder geschlossenem System anwendbar, Herzarrhythmien	Explosiv, brennbar, langsame Einleitung, häufig Erbrechen, langsame postanästhetische Erholung	Absinken des Blutdrucks

Intravenöse Anästhesie

Hexobarbital (Evipan®)

Thiopental (Trapanal®)

Propanidid (Epontol®)

Ketamine (Ketanest®)

Mittel	Anwendung	Nebenwirkungen	Kontraindikationen
Hexobarbital	Narkoseeinleitung Kurznarkose	Myocarddepression, initial Blutdruck-Abfall	Schock
Thiopental	Narkoseeinleitung Kurznarkose	Initial starke Atemdepression	Risikopatienten
Ketamine	Narkoseeinleitung Mononarkose bei Kindern, Risikopatienten	Blutdruck-Anstieg, Hirndrucksteigerung, postoperativ Unruhe, optische Halluzinationen	Hypertoniker Hydrocephalus Schädel-Hirn-Trauma Epilepsie Apoplektischer Insult
Propanidid	Kurznarkose	Initial Blutdruck-Abfall durch Myocarddepression, Wirkung von Suxamethonium verlängert	Schock, Hypertonie, Risikopatient

Neuroleptanalgesie

Zustand der Analgesie, bei dem der Patient noch auf Reize reagiert. Nachfolgende Amnesie

Analgetikum + Neuroleptikum = Neuroleptanalgesie

Fentanyl (s. S. 50) + Droperidol = Thalamonal®

Vorteile	Nachteile	Indikation	Kontraindikation
Geringe Toxizität, Kreislaufstabilität, leichte α-Blockade mit geringem Blutdruck-Abfall, postoperative Analgesie	Starke Atemdepression: *Beatmung notwendig*	Patienten mit Leberschäden, langdauernde Op., neurochirurgische Op. (keine Hirndrucksteigerung)	Schock, Hypovolämie, Op. mit Spontanatmung

Prämedikation

Zur Sedierung
1. Morphin und Derivate (s. S. 50)
2. Barbiturate (s. S. 37)
3. Tranquilizer und Neuroleptika (s. S. 45, 46)

Parasympatholytika
1. Atropin
2. Scopolamin (s. S. 4)

Mittel	Vorteil	Nachteil	Indikation	Kontraindikation
Morphin und Derivate	gute Sedierung, Analgesie	Atemdepression, Brechreiz	Patient mit Schmerzen	Alte Patienten, Ileus
Pentobarbital	Sedierung, keine Atemdepression	Keine Analgesie	Alte Patienten und Patienten ohne Schmerzen	
Tranquilizer z. B. Diazepam	Sedierung, Muskelentspannung	Keine Analgesie, Ausflockung in der Mischspritze	Alte Patienten und Patienten ohne Schmerzen	Myasthenie
Neuroleptika z. B. Droperidol	Sedierung, antiemetische Wirkung	Blutdruckabfall, keine Analgesie	Alte Patienten, Patienten ohne Schmerzen und Einleitung mit Ketamine	Schock, akutes Abdomen
Droperidol kombiniert mit Fentanyl®	sehr gute Sedierung, antiemetisch, Analgesie	Blutdruckabfall	Hyperthyreosen, stark erregte Patienten	Schock, akutes Abdomen
Parasympatholytika:				
Atropin	Parasympatholyse, Sekrethemmung	Vom Patienten unangenehm empfunden	Alle Operationen und Kurzeingriffe in Narkose	Hyperthyreose, Fieber, Herzfehler
Scopolamin	Parasympatholyse starke Sekrethemmung, Sedierung	Vom Patienten unangenehm empfunden	Kinder und Säuglinge, Ätheranästhesie	Hyperthyreose, Fieber, Herzfehler, Patienten über 60 (Verwirrung!)

Anästhesieverfahren bei Tieren

Tierart	kurz	mittel	lang
Hund	Thiopental—Na 10—20 mg/kg i.v.	Pentobarbital—Na 40 mg/kg i.v.	1% Chloralose[1] (100 mg/kg i.v.)
Katze	Äther	Thiopental—Na 30 mg/kg i.p. oder i.v.	0,8% Chloralose[1] (80 mg/kg i.v.)
Kaninchen	Äther	Thiopental—Na 20—30 mg/kg i.v. Pentobarbital—Na 35 mg/kg i.v.	Urethan 25% 5 ml/kg i.p.
Ratte, Maus	Äther	Thiopental—Na 100 mg/kg s.c.	Urethan 25% 5 ml/kg i.p.
Meerschweinchen	Äther	Thiopental—Na 45 mg/kg i.p.	Urethan 25% 5 ml/kg i.p.
Huhn	—	Pentobarbital—Na 35 mg/kg i.v.	Phenobarbital—Na 200 mg/kg i.v.

1 Chloralose muß für jeden Versuch frisch zubereitet und *kurz* aufgekocht werden.

Schlafmittel

	Name	R_1	R_2	R_3	R_4	R_5	Wirkungsdauer
Barbitursäure-Derivate	Phenobarbital (Luminal®)	$-C_2H_5$	⌬	$=O$	$-H$	$=O$	lang
	Cyclobarbital (Phanodorm®)	$-C_2H_5$	⌬	$=O$	$-H$	$=O$	mittel –lang
	Pentobarbital (Nembutal®)	$-C_2H_5$	$-CH-(CH_2)_2-CH_3$ $|$ CH_3	$=O$	$-H$	$=O$	kurz
	Hexobarbital (Evipan®)	$-CH_3$	⌬	$=O$	$-CH_3$	$=O$	kurz
Piperidindion-Derivate	Glutethimid (Doriden®)	$-C_2H_5$	⌬	$-H$	$-H$	$=O$	mittel –lang
	Methyprylon (Noludar®)	$-C_2H_5$	$-C_2H_5$	$=O$	$-CH_3$	$-H$	mittel –lang
Chinazolinon-Derivat	Methaqualon (Revonal®)						mittel –lang
Benzodiazepin-Derivat (s. S. 45)	Nitrazepam (Mogadan®)						mittel –lang

Äthanol

Äthanol im Blut

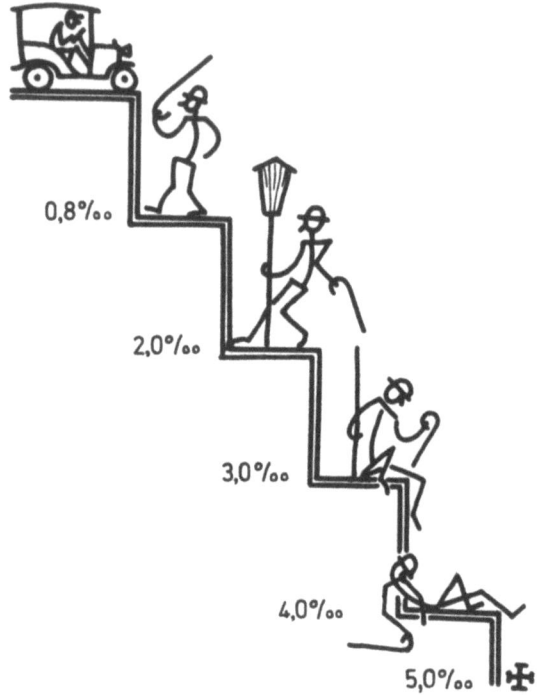

Wirkungen

Zentralnervensystem:	Fortschreitende Hemmung (4 Stadien) bis zur allgemeinen Anästhesie Kreuztoleranz mit Barbituraten
Kreislauf:	Hautgefäßerweiterung (zentrale Vasomotorendepression und periphere Wirkung) dadurch indirekte Wirkung auf Minutenvolumen und Pulsfrequenz dadurch Absinken der Körpertemperatur
Niere:	Tubuläre Reabsorption infolge gehemmter Sekretion von ADH vermindert, Diurese
Energie:	7,1 Cal/g

Äthanol *(Fortsetzung)*

Stoffwechsel:

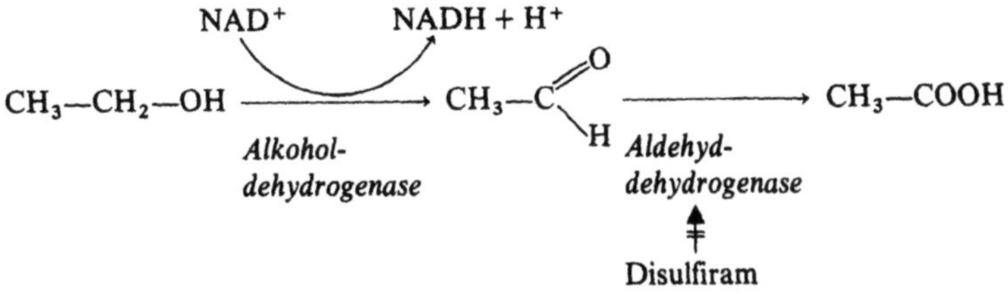

$$CH_3-CH_2-OH \xrightarrow[\text{Alkoholdehydrogenase}]{NAD^+ \quad NADH + H^+} CH_3-C{\overset{O}{\underset{H}{\lesseqgtr}}} \xrightarrow[\text{Aldehyddehydrogenase}]{} CH_3-COOH$$

Disulfiram

Behandlung des Delirium tremens, Überwindung des Entziehungssyndroms

1. Chlormethiazol (Distraneurin®):
   antikonvulsiv, sedierend, antiemetisch.
   Dosierungsschema beachten, maximal 8 Tage
2. Haloperidol, Diazepam (Valium®):
   sedierend
   NICHT: Barbiturate, Scopolamin, Morphin

Rückfallverhütung (von geringem Wert, nicht ungefährlich)
Disulfiram (Antabus®)

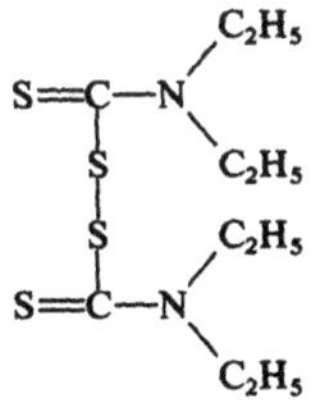

Disulfiram
(Antabus®)

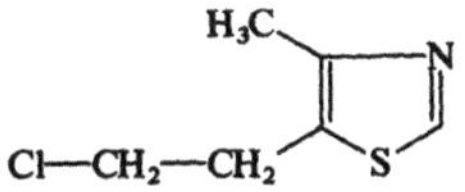

Chlormethiazol
(Distraneurin®)

Anti-Epileptika

Gruppe	Name	R_1	R_2
1. Barbiturate	Phenobarbital (Luminal®)	—H	=O
	Methylphenobarbital (Prominal®)	—CH$_3$	=O
	Primidon (Mylepsinum®)	—H	—H, —H
2. Hydantoine	Phenytoin (Zentropil®)	—H	—C$_6$H$_5$
	Mephenytoin (Mesantoin®)	—CH$_3$	—C$_2$H$_5$
3. Succinimide	Ethosuximid (Suxinutin®)	—H	—C$_2$H$_5$
	Mesuximid (Petinutin®)	—CH$_3$	—C$_6$H$_5$
4. Oxazolidine	Trimethadion (Tridione®)	—CH$_3$	—
	Paramethadion (Paradione®)	—C$_2$H$_5$	—
5. Benzodiazepine Formeln s. S. 45	Diazepam (Valium®)		
	Nitrazepam (Mogadan®)		
6.	Carbamazepin (Tegretal®)		

Therapie der Epilepsie

	Therapie
1. Kleine epileptische Anfälle (Petit Mal)	
Blitz-Nick-Salaam-(=BNS)-Krämpfe Myoklonisch astatische Krämpfe	Benzodiazepine, ACTH, Hydantonie, Primidon
Pyknolepsie	Succinimide
Impulsiv-Petit Mal	Primidon, Ethosuximid
2. Herdanfälle	

Jackson-Anfälle
     Adversiv-Anfälle
     Halbseitenkrämpfe
	Phenytoin, Primidon

Psychomotorische Anfälle	Primidon, Phenytoin, Carbamazepin
3. Generalisierte Krampfanfälle (Grand mal)	

Schlaf-Epilepsie
     Aufwach-Epilepsie
     Diffuse Epilepsie
	Hydantoine, Primidon, Carbamazepin

4. Status epilepticus (Grand mal-Status)	Diazepam i.v., Phenytoin i.v.
5. Petit mal-Status	Diazepam i.v., Succinimide

Anti-Parkinson-Mittel

Struktur	Name	R_1	R_2	Indikation A	B	C
HO–, HO– benzene ring with –CH$_2$–CH(COOH)–NH$_2$	L-Dopa (Larodopa®)	—	—	(+)	+	++
R_1–C(phenyl)(OH)–(CH$_2$)$_2$–R$_2$	Trihexyphenidyl (Artane®)	cyclohexyl	piperidinyl (N–)	+	++	+
	Procyclidin (Osnervan®)	cyclohexyl	pyrrolidinyl (N–)	+	++	+
	Biperiden (Akineton®)	norbornenyl	piperidinyl (N–)	+	++	+
R_1–(2-substituted phenyl)–CH(phenyl)–O–R$_2$	Benzatropin (Cogentinol®)	—H	N–CH$_3$ (tropanyl)	++	+	+
	Orphenadrin (Mephenamin®)	—CH$_3$	—(CH$_2$)$_2$–HN(CH$_3$)(CH$_3$)	(+)	++	(+)

A = Tremor, B = Rigor, C = Akinese

Psychopharmaka

Tranquilizer (s. S. 45)

Benzodiazepin-Derivate:	Chlordiazepoxid (Librium®)
	Diazepam (Valium®)
	Nitrazepam (Mogadan®)
	Oxazepam (Adumbran®)
	Medazepam (Nobrium®)
Glykol-Derivate:	Meprobamat (Cyrpon®)
Diphenylmethan-Derivate:	Hydroxyzin (Atarax®)

Neuroleptika (s. S. 46)

Phenothiazine:	Chlorpromazin (Megaphen®) u. a.
Azaphenothiazine:	Prothipendyl (Dominal®)
Thioxanthene:	Chlorprothixen (Taractan®)
Butyrophenon-Derivate:	Haloperidol (Haloperidol®)

Antidepressiva (Thymoleptika) (s. S. 47)

Dibenzazepin-Derivate:	Imipramin (Tofranil®)
	Desipramin (Pertofran®)
	Opipramol (Insidon®)
Dibenzocycloheptadien-Derivate:	Amitriptylin (Laroxyl®)
	Nortriptylin (Nortrilen®)
Lithium-Salze:	Lithiumacetat (Quilonum®)

Psychostimulantien (s. S. 48)

Phenyläthylamin-Derivate:	Amphetamin (Benzedrin®)
	Methamphetamin (Pervitin®)
	Amphetaminil (AN 1®)
	Fenetyllin (Captagon®)
Bizyklische Verbindungen:	Phenmetrazin (Preludin®)
	Pemolin (Tradon®)
	Methylphenidat (Ritalin®)
	Fencamfamin (Reactivan®)

Psychosomimetika (s. S. 49)

LSD (s. S. 12)
Δ^9-Tetrahydrocannabinol
Mescalin
2,5-Dimethoxy-4-Methylamphetamin = DOM = STP
Indolderivate (Dimethyltryptamin, Bufotenin, Psilocybin)
Atropin und Cocain in toxischen Dosen

Angriffsort verschiedener Psychopharmaka

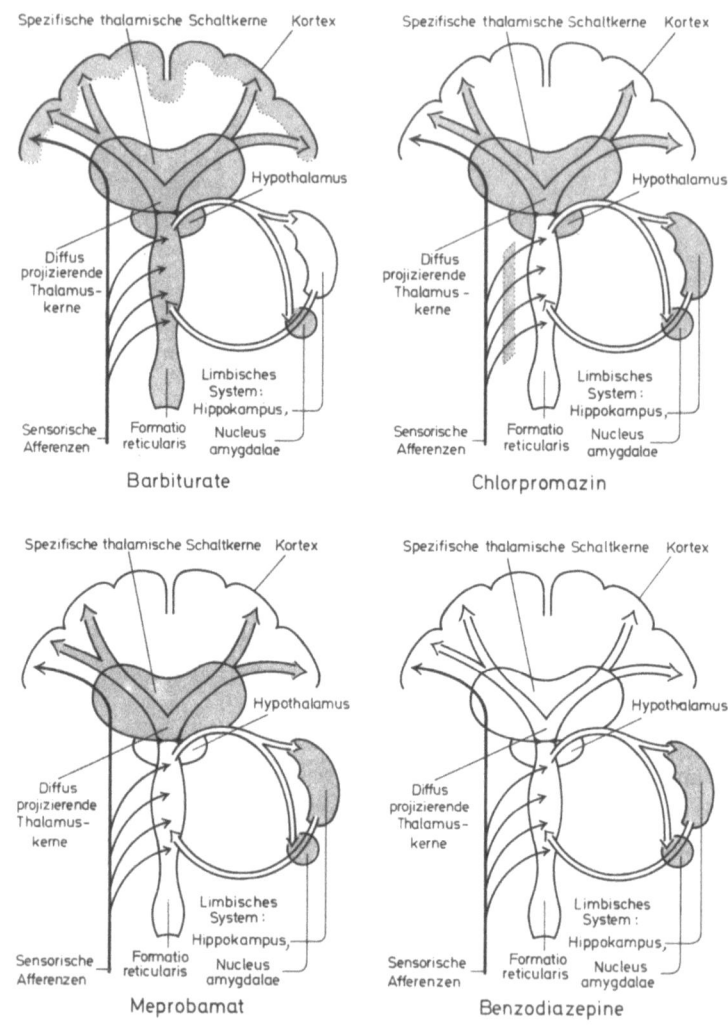

Schematische Darstellung der Hauptangriffsorte verschiedener dämpfender und schlafanstoßender Pharmaka. (Die Hauptangriffsorte sind hier grau getönt.) Aus: PÖLDINGER, W.: Kompendium der Psychopharmakotherapie. Deutsche Hoffmann-La Roche AG, Grenzach/Baden 1967.

Benzodiazepine

Tranquilizer

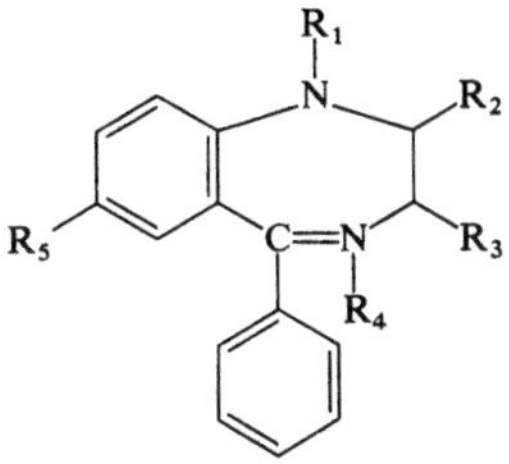

Grundskelett

Name	R_1	R_2	R_3	R_4	R_5
Chlordiazepoxid (Librium®)	—	—NH—CH_3 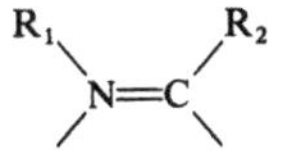	—H	→O	—Cl
Diazepam (Valium®)	—CH_3	=O	—H	—	—Cl
Nitrazepam (Mogadan®)	—H	=O	—H	—	—NO_2
Oxazepam (Adumbran®)	—H	=O	—OH	—	—Cl
Medazepam (Nobrium®)	—CH_3	—H —H	—H	—	—Cl

For Chlordiazepoxid, R_2 is: $R_1\!\!\diagdown\!N\!\!=\!\!C\!\diagup\!R_2$

Glykol-Derivate

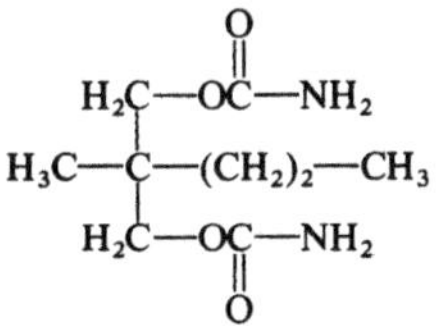

Meprobamat (Cyrpon®)

Diphenylmethan-Derivate

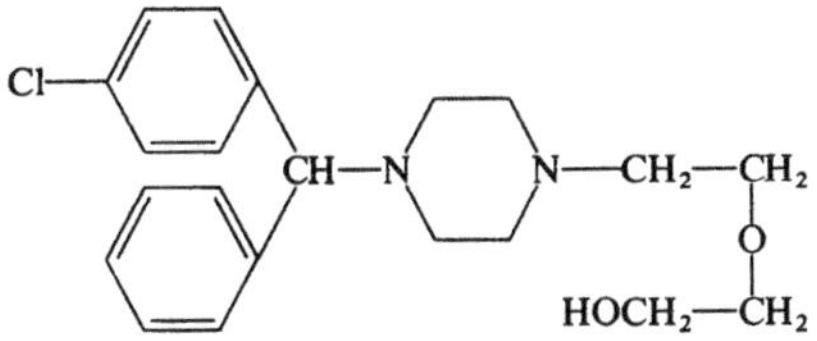

Hydroxyzin (Atarax®)

Neuroleptika

Grundskelett der Phenothiazine

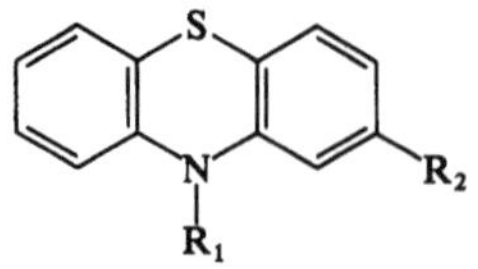

Name	R_1	R_2
Promethazin (Atosil®)	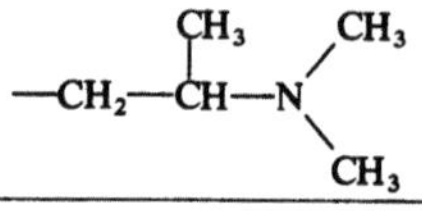 $-CH_2-CH(CH_3)-N(CH_3)_2$	$-H$
Chlorpromazin (Megaphen®)	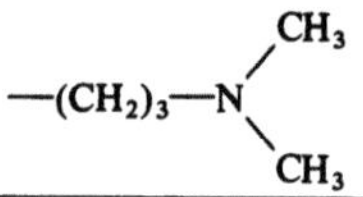 $-(CH_2)_3-N(CH_3)_2$	$-Cl$
Pecazin (Pacatal®)	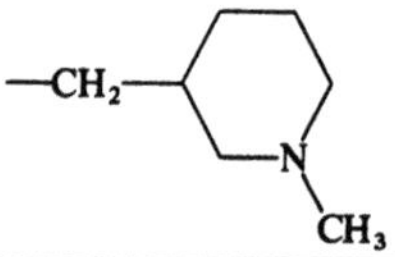 $-CH_2-$(N-methylpiperidin-3-yl)	$-H$
Thioridazin (Melleril®)	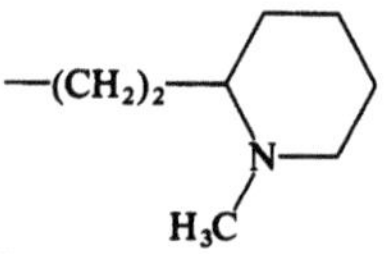 $-(CH_2)_2-$(N-methylpiperidin-2-yl)	$-S-CH_3$
Fluphenazin (Omca®)	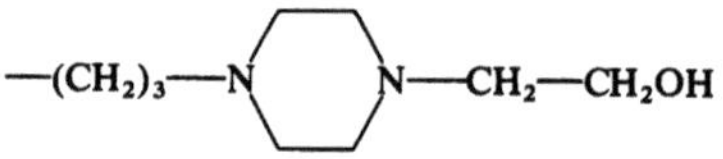 $-(CH_2)_3-$N-piperazinyl-N'-CH_2-CH_2OH	$-CF_3$

Azaphenothiazine:

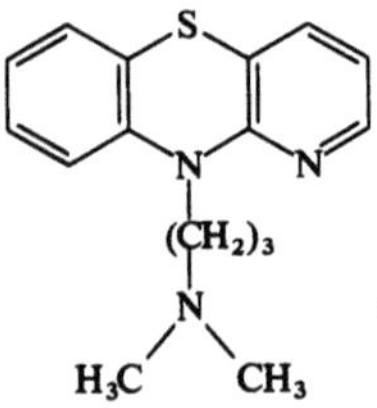

Prothipendyl (Dominal®)

Thioxanthene:

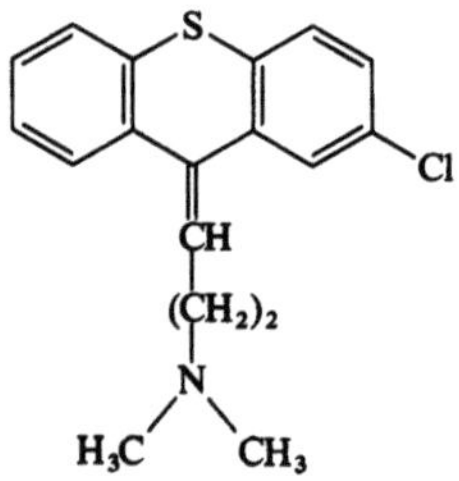

Chlorprothixen (Truxal®)

Butyrophenone:

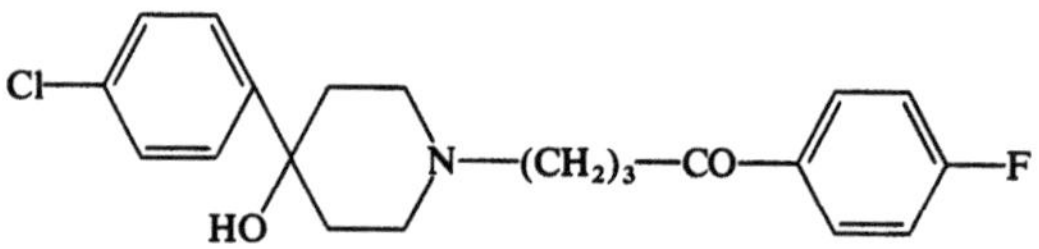

Droperidol (s. S. 34)

Haloperidol

Antidepressiva

Dibenzazepin-Derivate

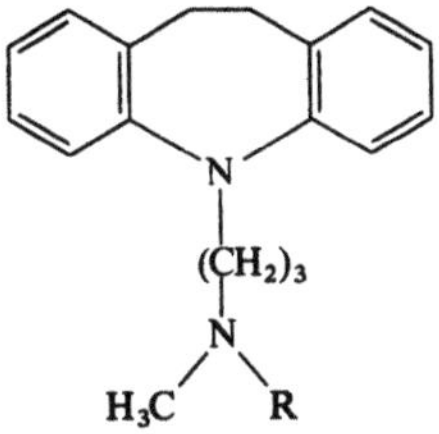

R = CH$_3$ Imipramin (Tofranil®)

R = H   Desipramin (Pertofran®)

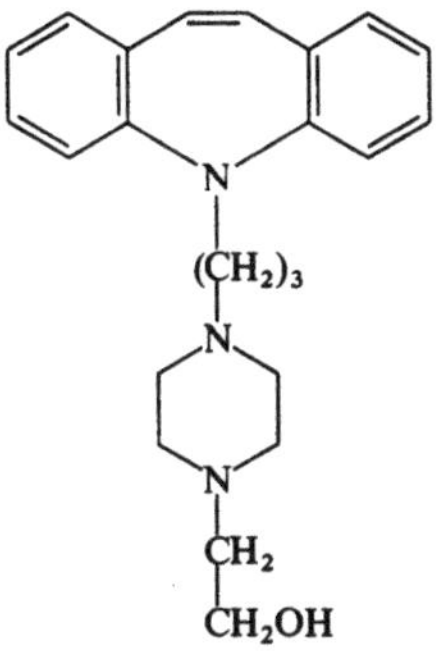

Opipramol (Insidon®)

Dibenzocycloheptadien-Derivate

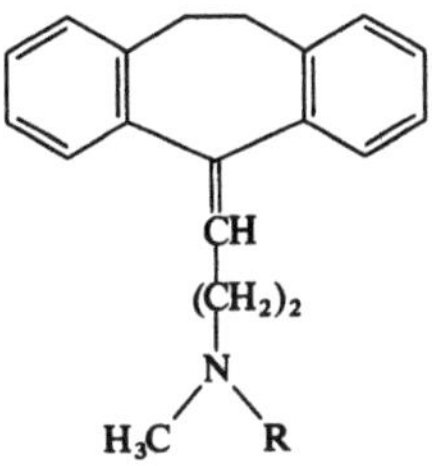

R = CH$_3$ Amitriptylin (Laroxyl®)

R = H   Nortriptylin (Nortrilen®)

Lithium-Salze:

Lithiumacetat (Quilonum®)

Psychostimulantien

Phenyläthylamin-Derivate

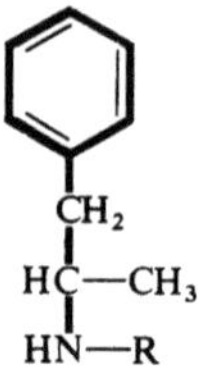

R = H   Amphetamin (Benzedrin®)
R = CH$_3$ Methamphetamin (Pervitin®)

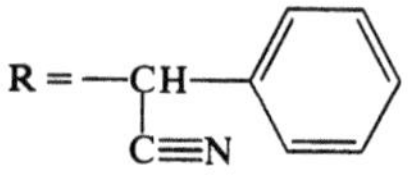

R = —CH—C≡N (phenyl)
Amphetaminil (AN 1®)

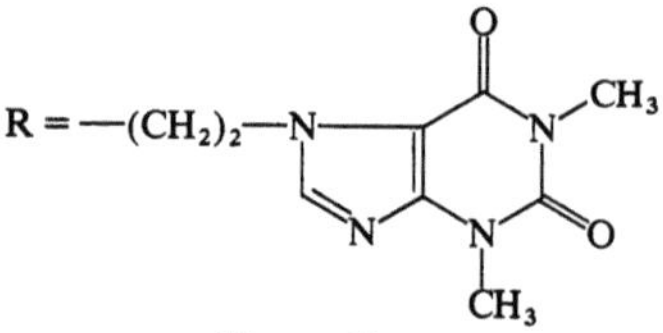

R = —(CH$_2$)$_2$— (theophylline/xanthine ring)
Fenetyllin (Captagon®)

Bizyklische Verbindungen

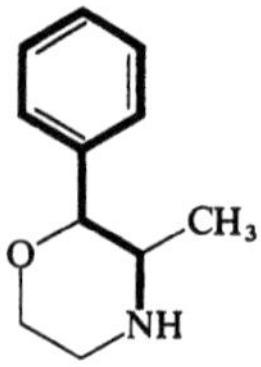

Phenmetrazin (Preludin®)

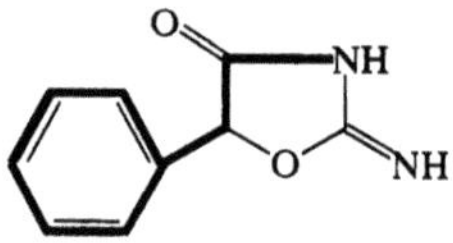

Pemolin (Tradon®)

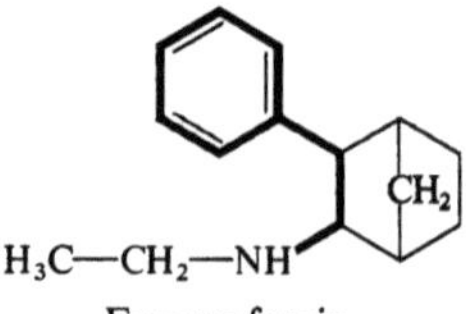

Fencamfamin (Reactivan®)

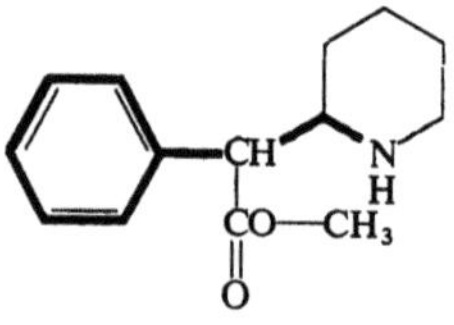

Methylphenidat (Ritalin®)

Xanthin-Derivate (s. S. 52)

Psychosomimetika
(Halluzinogene)

LSD (s. S. 12)

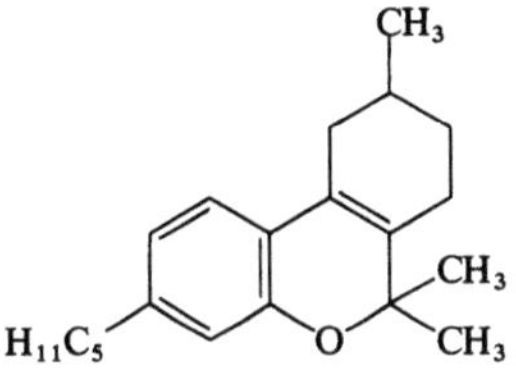

Δ^9-Tetrahydrocannabinol

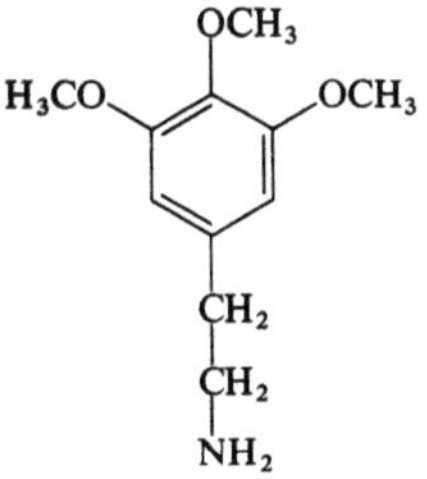

Mescalin

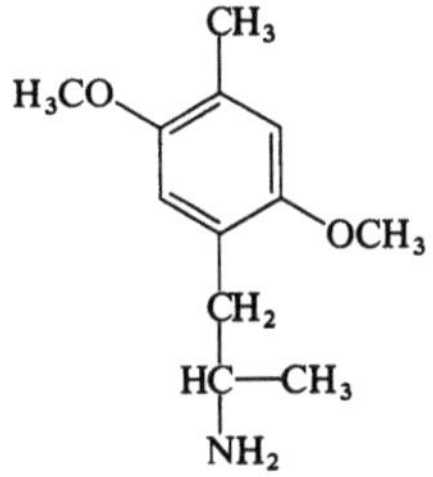

2,5-Dimethoxy-4-Methylamphetamin
DOM, STP

Indolderivate

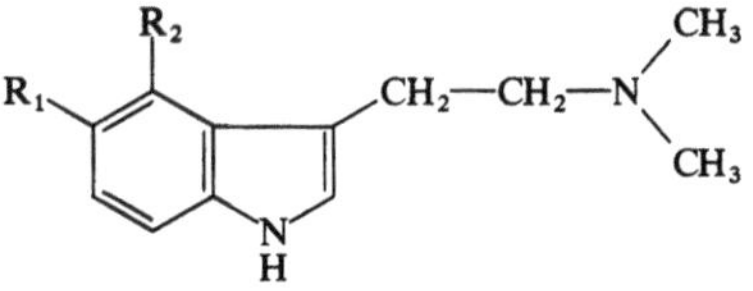

Name	R_1	R_2
Bufotenin	—OH	—H
Dimethyltryptamin	—H	—H
Psilocybin	—H	—O—P(=O)(OH)—OH

Atropin (s. S. 4) und Cocain (s. S. 18) in toxischen Dosen

Morphinartige Analgetika

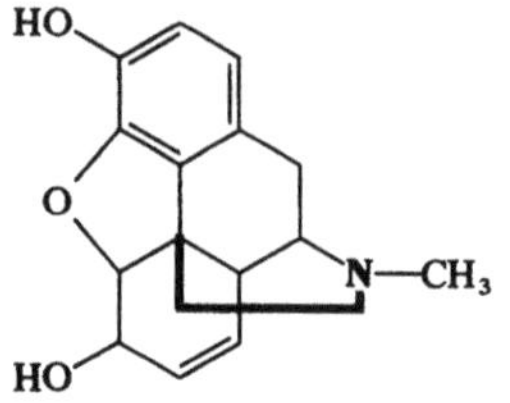

Morphin

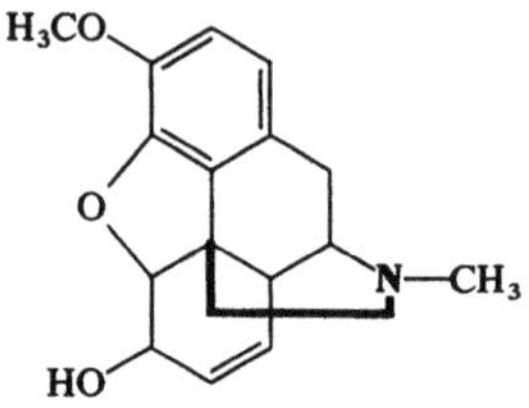

Codein

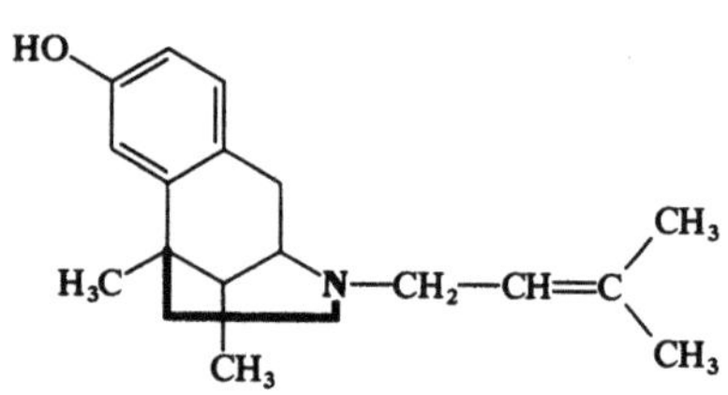

Pentazocin (Fortral®)

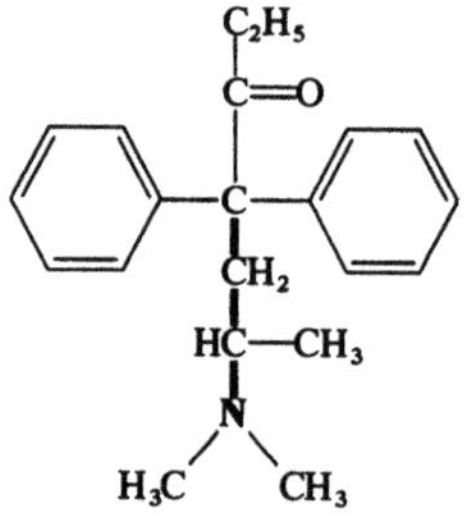

Methadon (Polamidon®)

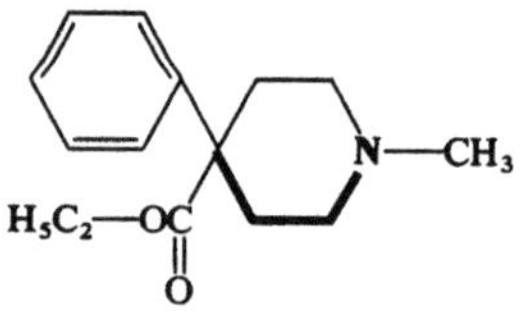

Pethidin (Dolantin®)

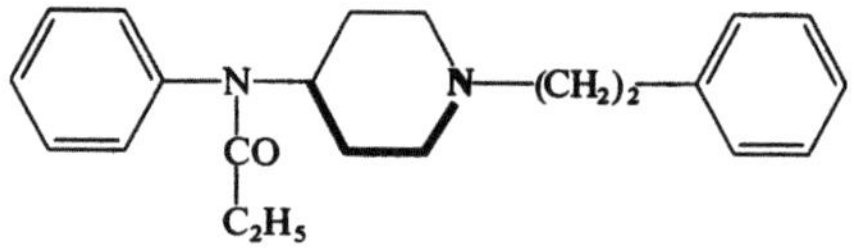

Fentanyl (in Thalamonal®)

Antagonisten gegen Morphin und morphinartige Analgetika

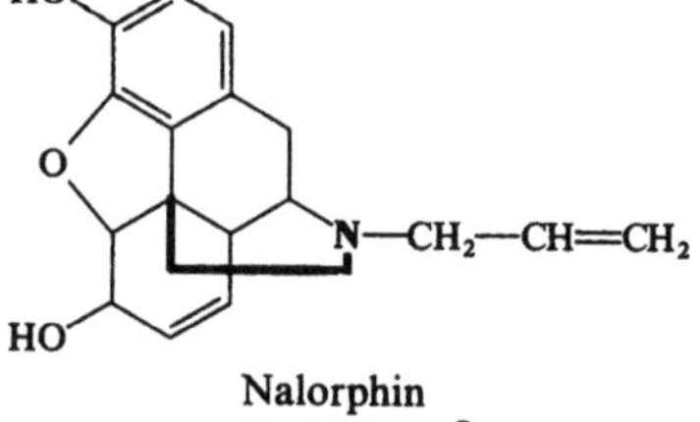

Nalorphin (Lethidrone®)

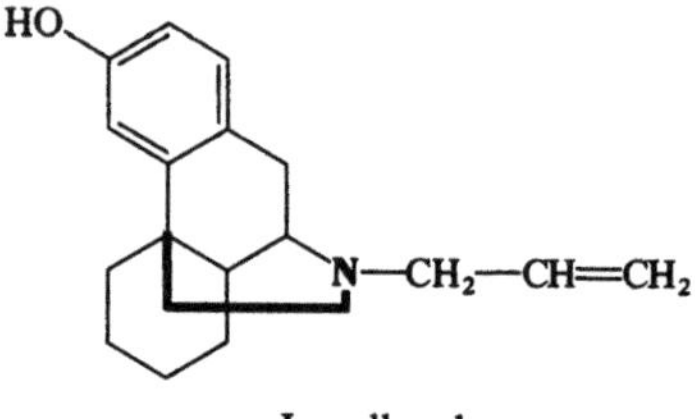

Levallorphan (Lorfan®)

Abhängigkeit von Wirkstoffen [1]

Typ	Psychische Abhängigkeit	Physische Abhängigkeit	Abstinenzsyndrome	Toleranzentwicklung
Morphin und morphinartige Analgetika (s. S. 50)	sehr stark	sehr stark	schon in therapeutischen Dosen sehr ausgeprägt	sehr stark
Barbiturate, Alkohol (s. S. 33, 37—39)	unterschiedlich, oft periodisch, besonders bei Alkohol	bei chronischer Einnahme höherer Dosen	bei chronischer Einnahme höherer Dosen	unregelmäßig und unvollständig, teilweise Kreuztoleranz
Cocain (s. S. 18)	sehr stark	keine	keine	keine, eher Wirkungssteigerung
Amphetamin u.ä. (s. S. 48)	mäßig bis stark	keine	nicht ausgeprägt	langsam entstehend, ausgeprägt
Halluzinogene (s. S. 49)	unterschiedlich, gelegentlich stark	keine	keine	schnell
Cannabis (s. S. 49)	mäßig bis stark	keine	keine	keine, geringe Tendenz zur Dosissteigerung

[1] Nach EDDY, N. B., HALBACH, H., ISBELL, H., SEEVERS, M. H.: "Drug dependence: Its significance and characteristics." Bull. Wld. Hlth. Org. **32**, 721—733 (1965).

Analeptika

Strychnin
(therapeutisch nicht verwendet)

Pentetrazol
(Cardiazol®)

Bemegrid
(Eukraton®)

Etamivan
(Vandid®)

Nicethamid
(Coramin®)

Xanthin-Derivate

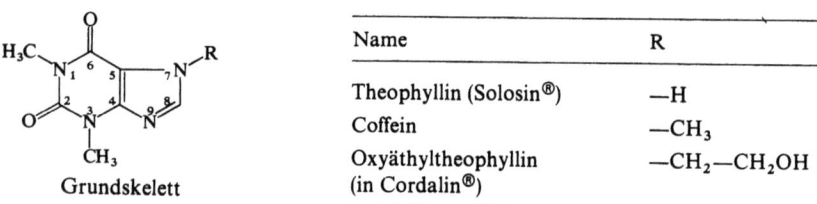

Grundskelett

Name	R
Theophyllin (Solosin®)	—H
Coffein	—CH$_3$
Oxyäthyltheophyllin (in Cordalin®)	—CH$_2$—CH$_2$OH

Coffein wirkt vor allem zentralstimulierend, Theophyllin diuretisch, vasodilatatorisch und spasmolytisch. Xanthin-Derivate hemmen die Phosphodiesterase (s. S. 132).

Atemsystem

Hustenreflex-Hemmung (Antitussiva)

Zentral
Codein (s. S. 50)
Thebacon (Acedicon®)
Dextromethorphan
Normethadon (Ticarda®)
Clofedanol (Detigon®)
Noscapin (Capval®)

Peripher
Malzzucker   Schleimbildung hemmt reflexogene
Succus Liquiritiae   Zonen des Rachens

Sekretolyse (Expektorantien)

Inhalation
Salzlösungen   Osmotische Sekretvermehrung in den
(NaCl, NaHCO$_3$, KJ, NH$_4$Cl)   Bronchien, Verflüssigung
N-Acetyl-Cystein   Mucolytisch
Ätherische Öle   Hyperämisierend, dadurch Sekretver-
(Oleum Thymi, Oleum Anisi,   mehrung
Oleum Eucalypti)

Oral, reflektorisch
Salzlösungen   Sekretvermehrung infolge Vagusreflex
(NH$_4$Cl, z. B. in   durch Irritation der Magenschleim-
Mixtura solvens)   haut

Oral, direkt
Ätherische Öle   Werden auch bei oraler Einnahme als flüchtige Substanzen über die Lunge ausgeschieden
Bromhexin (Bisolvon®)   Auch für Dauertherapie geeignet

Bronchodilatation
(Als Zusatz zu Expektorantien und zur Therapie des Asthma bronchiale)

β-Sympathomimetika (s. S. 8)
   Isoproterenol (Aludrin®)
   Orciprenalin (Alupent®)
   Salbutamol (Sultanol®)
   Terbutalin (Bricanyl®)
Theophyllin-Derivate
   (z. B. Euphyllin®)

Antitussiva

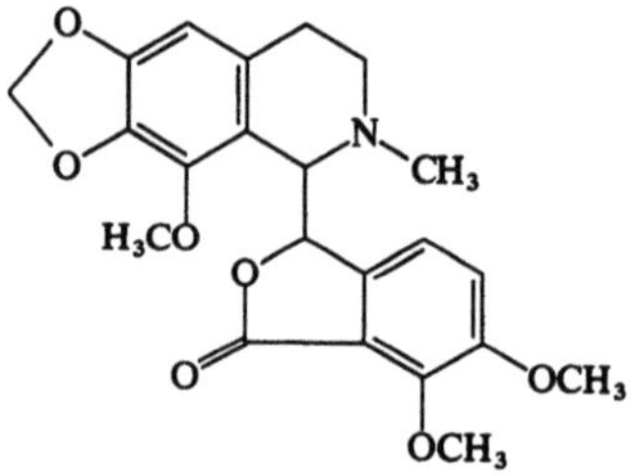

Noscapin (Capval®)

Codein (s. S. 50)

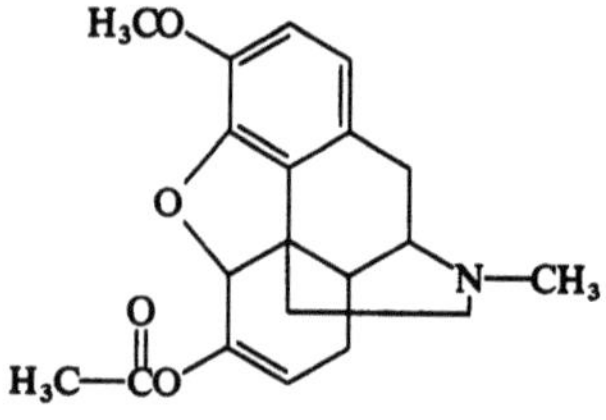

Thebacon (Acedicon®)

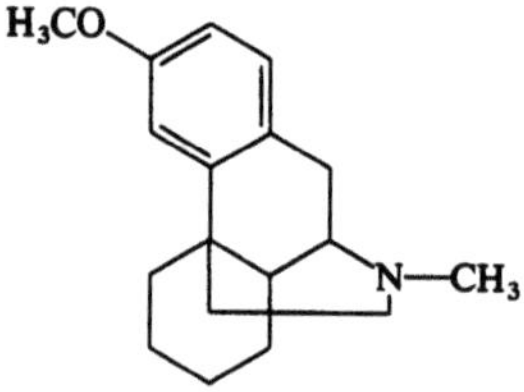

Dextromethorphan

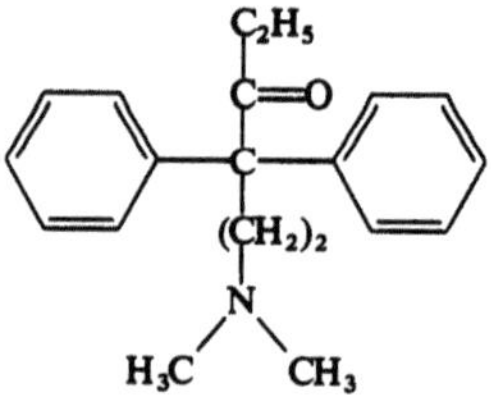

Normethadon (Ticarda®)

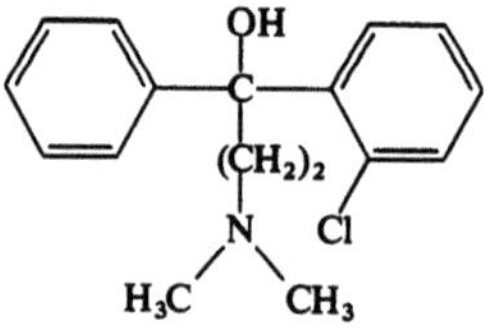

Clofedanol (Detigon®)

Expectorans

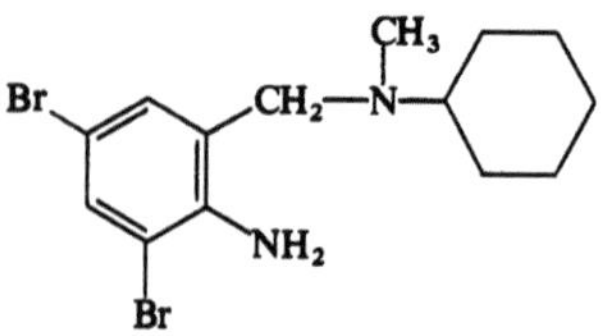

Bromhexin (Bisolvon®)

Leichte Analgetika I

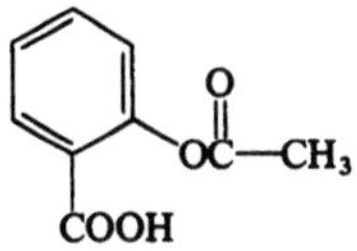

Acetylsalicylsäure
(Aspirin®)

Anilin-Derivate

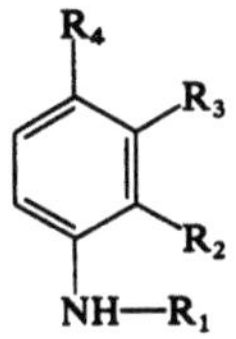

Grundskelett

Name	R_1	R_2	R_3	R_4
Paracetamol (Ben-u-ron®)	—CO—CH$_3$	—H	—H	—OH
Phenacetin	—CO—CH$_3$	—H	—H	—O—C$_2$H$_5$
Mefenamsäure (Parkemed®)	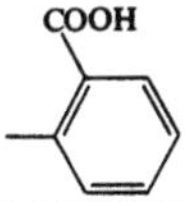 (C$_6$H$_4$-COOH)	—CH$_3$	—CH$_3$	—H
Flufenamsäure (Arlef®)	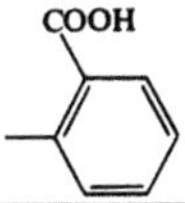 (C$_6$H$_4$-COOH)	—H	—CF$_3$	—H
Nifluminsäure (Actol®)	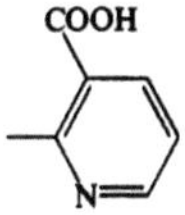 (pyridyl-COOH)	—H	—CF$_3$	—H

Leichte Analgetika I (Fortsetzung)

Phenazon-Derivate

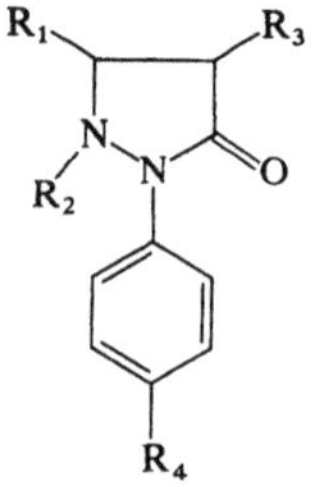

Grundskelett

Name	R_1	R_2	R_3	R_4
Amidopyrin[1] (Pyramidon®)	$-CH_3$	$-CH_3$	$-N(CH_3)_2$	$-H$
Noramidopyrin-methansulfonat[1] (Novalgin®)	$-CH_3$	$-CH_3$	$-N(CH_3)(CH_2-SO_3H)$	$-H$
Phenylbutazon (Butazolidin®)	$=O$	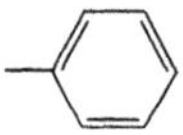 –C₆H₅	$-(CH_2)_3-CH_3$	$-H$
Oxiphenbutazon (Tanderil®)	$=O$	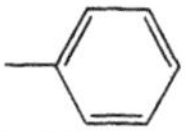 –C₆H₅	$-(CH_2)_3-CH_3$	$-OH$

[1] Doppelbindung R_1-R_3

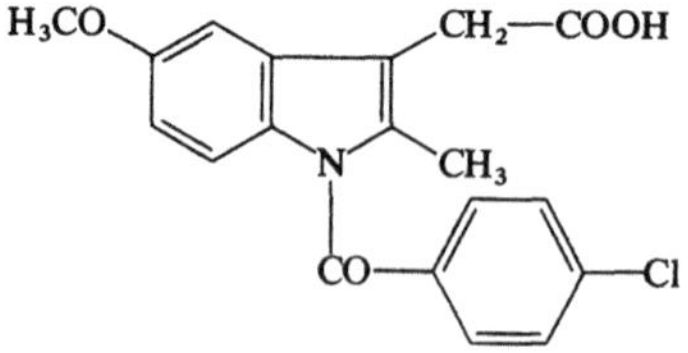

Indometacin
(Amuno®)

Leichte Analgetika II

Name	Anwendung	Nebenwirkungen kurz ←――― Anwendungsdauer ―――→ lang		
Acetylsalicylsäure	A, R	Magenschleimhautreizung Mikroblutungen		Thrombozytenaggregationshemmung Prothrombinsynthesehemmung Anämie
Phenacetin	A			Kopfschmerz interstitielle Nephritis
		Bei Kindern ist Phenacetin wegen Entstehung von p-Phenetidin (Methämoglobinbildung!) gefährlich. Paracetamol ist besser		
Paracetamol	A			
Flufenamsäure	R	Gastrointestinale Störungen Bei Kindern unter 6 Monaten kontraindiziert!		
Mefenamsäure	A, R	Geringere gastrointestinale Störungen als bei Flufenamsäure Bei Kindern kontraindiziert!		
Nifluminsäure	A, R			Gastrointestinale Störungen
Amidopyrin	A, (R)			Agranulozytose (selten)
Noramidopyrin- methansulfonat	A, Spasmolyse			
Phenylbutazon	R, G			Kumulationsgefahr wegen langer Halbwertszeit, Magenschleimhautreizung, Ödeme infolge von Na-Retention, Agranulozytose
Oxiphenbutazon	R, G			Geringere Magenschleimhautreizung als bei Phenylbutazon, sonst ähnlich
Indometacin	R, (G)			Ähnlich Phenylbutazon, Magenschleimhautreizung, Ödeme, gelegentlich Störungen des Sensoriums

A = Analgetikum, Antipyretikum; R = rheumatische Erkrankungen; G = Gicht.

Therapie der Gicht

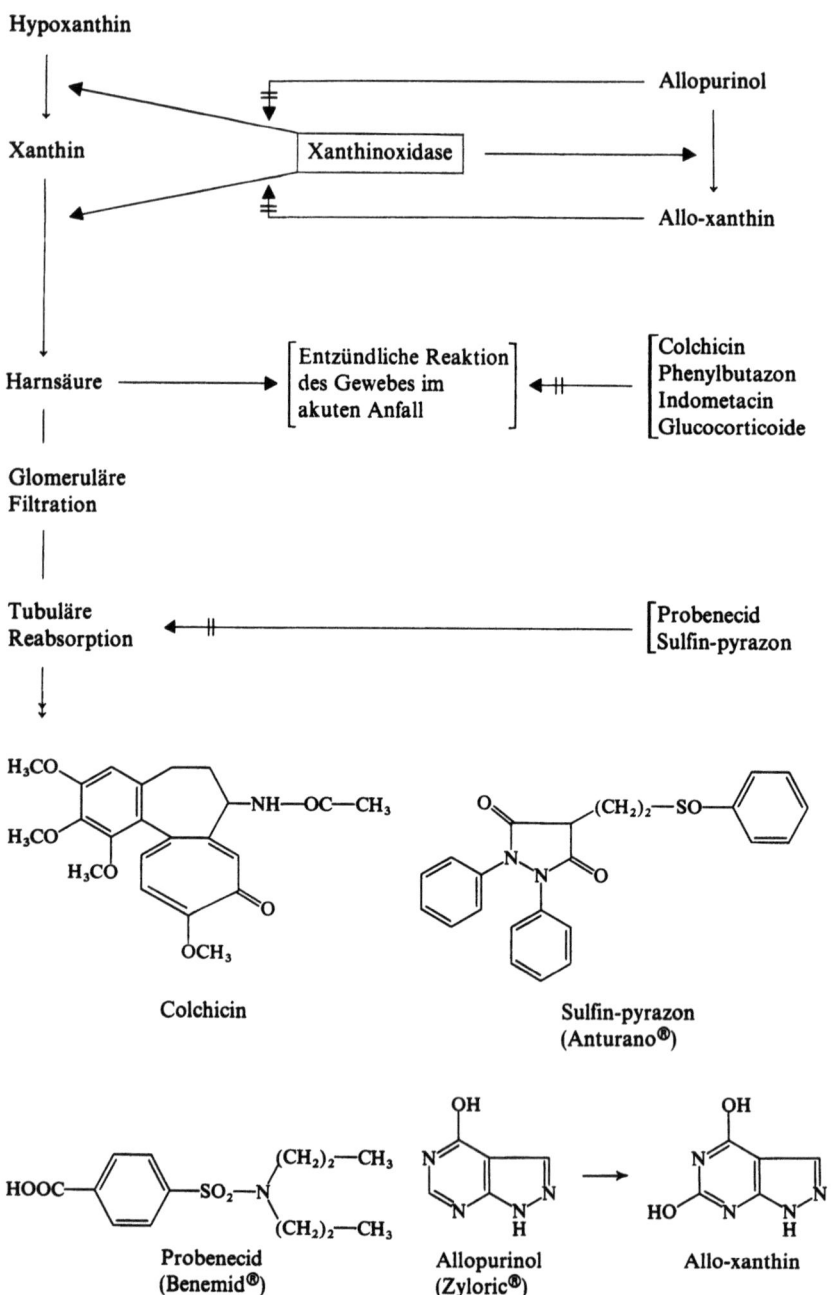

Herzglykoside I

```
                              CH₃
                        H₃C  |
                         \  /
                          [steroid skeleton]——[lactone ring]=O
                         /   |
    Digitoxose—O        OH
         |
    Digitoxose
         |
Glucose—Digitoxose
                    Steran-Skelett    +    Lacton
         Zucker   +        Digitoxigenin (Genin)
Zucker  +      Digitoxin (Glykosid)
      genuines Purpureaglykosid A
```

Genin +	Zucker =	Glykosid
Digitoxigenin	—D—D—D	Digitoxin (Digimerck®)
Digoxigenin	—D—D—D	Digoxin (Lanicor®)
	—D—D—D | CH₃	β-Methyldigoxin (Lanitop®)
	—D—D—D | CO—CH₃	β-Acetyldigoxin (Novodigal®-Tabletten)
	—D—D—D—G | CO—CH₃	Lanatosid C [a] (Cedilanid®)
k-Strophanthidin	—C—G	k-Strophanthin (Kombetin®)
Ouabagenin (g-Strophanthidin)	—R	Ouabain, g-Strophanthin (Purostrophan®)

C = D-Cymarose, D = D-Digitoxose, G = D-Glucose, R = L-Rhamnose.
[a] Genuines Glykosid.

Herzglykoside II

	Digitoxin	Digoxin	β-Methyl-Digoxin	g-Strophanthin
Lipoidlöslichkeit	sehr gut	gut	sehr gut	fast 0
Proteinbindung	90%	40%	12%	5%
Intrazelluläre Aufnahme	10fache intrazelluläre Anreicherung	Deutliche Penetration ins Zellinnere	wie Digoxin	Nur Adsorption an der Zellmembran
Enterale Resorption	sehr gut	gut	sehr gut	sehr schlecht
Renale Elimination	Erhebliche tubuläre Rückresorption der unveränderten Verbindungen. Ausscheidung wasserlöslicher Metaboliten	Teilweise Rückresorption durch Tubuli	wie Digoxin	Glomeruläre Filtration. Keine tubuläre Rückresorption
Elimination über die Galle	vorwiegend	teilweise	teilweise	keine
Biotransformation	Abspaltung von 1 oder 2 Zuckern, erst dann Konjugation (unwirksame Produkte). Daneben auch wirksame Metaboliten (Bis- und Monodigitoxosid des Digitoxigenins)	Konjugation (Glucuron- oder Schwefelsäure). Kopplungsprodukte inaktiv	Jeweils Demethylierung zu Digoxin, weiterer Abbau wie Digoxin	keine (wird nicht in die Zelle aufgenommen)
Wirkungsdauer in vivo, abhängig von	Konjugations- und Eliminationsgeschwindigkeit der pharmakologisch wirksamen Metaboliten	Konjugationsgeschwindigkeit und Ausscheidung der unveränderten Verbindungen über Niere und Darm	wie Digoxin	Renale Elimination

Herzglykoside III

	Digitoxin	Digoxin	β-Methyl-Digoxin	g-Strophanthin
Resorptionsquote	100%	67—80%	70—90%	0—5%
Wirkungseintritt nach p.o. (i.v.)	2 Stunden (30 min)	3 Stunden (5—10 min)	5—20 min (1—4 min)	— (15 min)
Wirkungsmaximum nach p.o. (i.v.)	8 Stunden (5 Stunden)	7 Stunden (1—2 Stunden)	8—18 min (1—15 min)	— (45 min)
Tägl. Wirkungsverlust (Abklingqoute) in %	7	20	22	40
Tägl. Wirkungsrest (Persistenzquote) in %	93	80	78	60
Vollwirkdosis (= die im Körper vorhandene wirksame Herzglykosidmenge) in mg	2,0	1,85	0,9—1,36	0,6
Initialdosis in mg/die p.o. (i.v.)	1,0—1,5 (1,0—1,5)	0,75 (0,5)	0,4—0,6 (0,4—0,6)	— (0,25—0,5)
Durchschnittliche Erhaltungsdosis in mg p.o. (i.v.)	0,1—0,15 (0,1—0,15)	0,375—0,5 (0,125—0,375)	0,2—0,3 (0,2—0,3)	— (0,25)
Abklingzeit (von der Vollwirkdosis auf die minimale Wirkdosis)	20 Tage	6—8 Tage	6 Tage	1—2 Tage
Nebenwirkungen	über 30% der Vollwirkdosis			
Toxische Erscheinungen	über 140% der Vollwirkdosis			

Toxische Wirkungen

Herz: Extrasystolen, Arrhythmien, AV-Block
Gastrointestinaltrakt: Appetitlosigkeit, Übelkeit, Erbrechen
Verschiedene: Kopfschmerzen, Müdigkeit, Hautausschlag, Eosinophilie

Herzglykoside IV

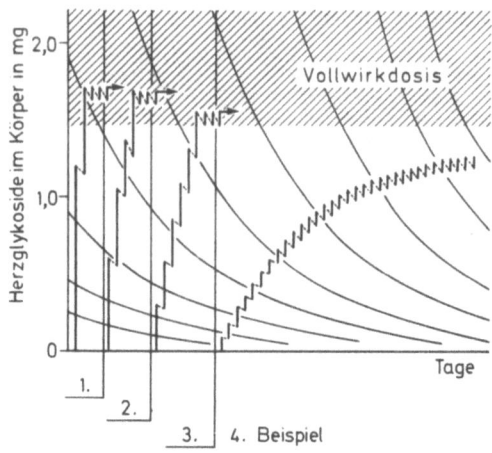

Das Diagramm zeigt die Bedeutung von Initialdosis und Erhaltungsdosis für die „Vollwirkdosis" (2 mg Glykosidmenge im Körper) von Digitoxin (täglicher Wirkungsverlust 7%).
Je nach Dosierung kann die „Vollwirkdosis" früher, später oder nie erreicht werden.

1. Beispiel: 1. Tag 1,2 mg
2. Tag 0,6 mg, anschließend tgl. 0,1 mg
Vollwirkdosis am 2. Tag erreicht

2. Beispiel: 1. Tag 0,6 mg
2. Tag 0,5 mg
3. und 4. Tag 0,4 mg, anschließend tgl. 0,1 mg
Vollwirkdosis am 4. Tag erreicht

3. Beispiel: 1.—6. Tag 0,3 mg, anschließend tgl. 0,1 mg
Vollwirkdosis am 6. Tag erreicht

4. Beispiel: Täglich 0,1 mg
Vollwirkdosis wird nicht erreicht

Antifibrillatorische Mittel

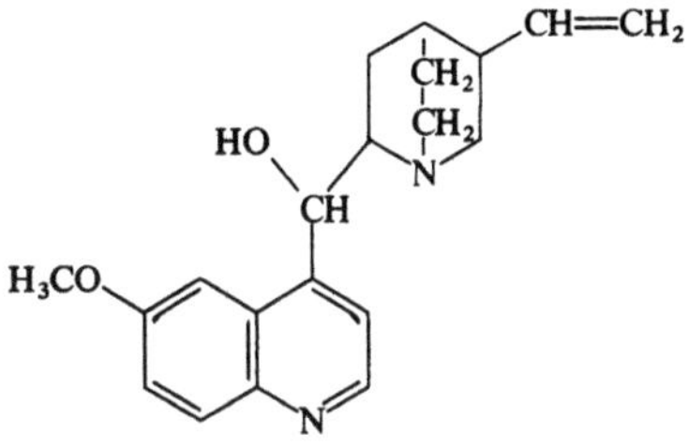

Chinidin

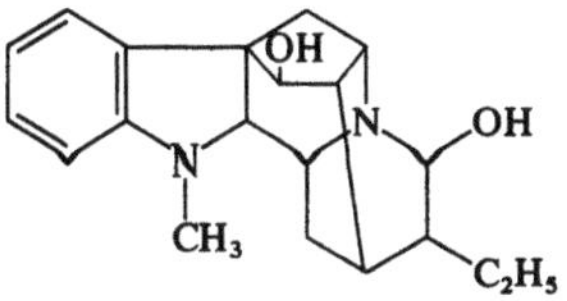

Ajmalin (Gilurytmal®)

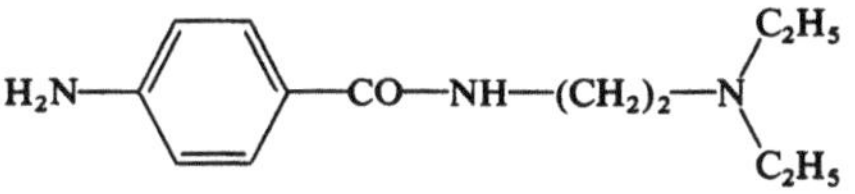

Procainamid (Novocamid®)

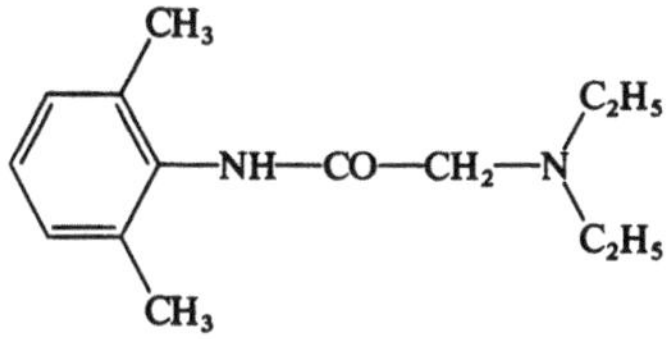

Lidocain (Xylocain®)

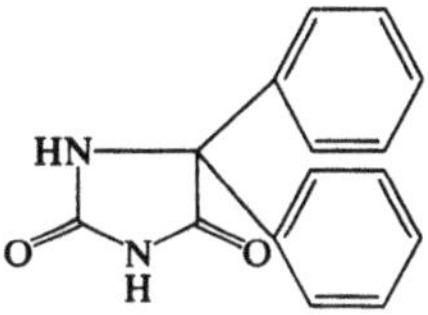

Phenytoin (Zentropil®)

β-Rezeptoren-Blocker (s. S. 14)

Wirkung

Hemmung der Erregbarkeit und der Erregungsvorgänge in der Zellmembran:
Na^+-Einstrom verzögert, Verminderung der Depolarisationsgeschwindigkeit
K^+-Ausstrom verzögert, Verlängerung des Aktionspotentials
Verlängerung der Refraktär-Periode
Negativ inotrope Wirkung durch (gleichzeitige) Hemmung des Ca^{++}-Einstromes erklärbar

Coronarinsuffizienz

A. Salpetersäure-Ester

1. kurzwirkend

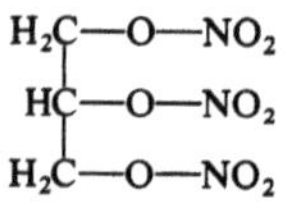

H₂C—O—NO₂
HC—O—NO₂
H₂C—O—NO₂

Glyceryltrinitrat
(Nitrolingual®)

2. langwirkend

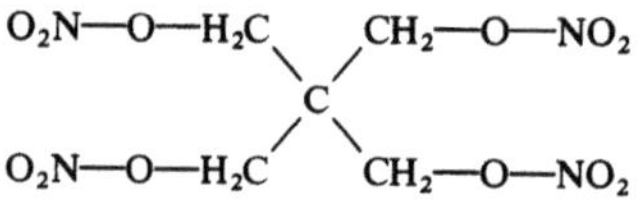

O₂N—O—H₂C
CH₂—O—NO₂
C
O₂N—O—H₂C
CH₂—O—NO₂

Pentaerythrittetranitrat
(Dilcoran® 80)

Hauptwirkung

Venöser Zufluß vermindert
Pulmonalarteriendruck gesenkt

B. *β*-Rezeptoren-Blocker s. S. 14

Wirkung:

Hemmung der Catecholaminwirkung am Herzen und „chinidinähnliche" Wirkung

C. „Coronardilatatoren"

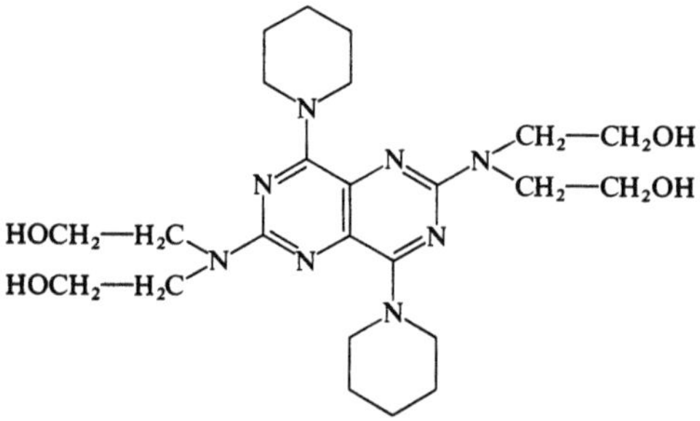

N
CH₂—CH₂OH
CH₂—CH₂OH
HOCH₂—H₂C
HOCH₂—H₂C

Dipyridamol
(Persantin®)

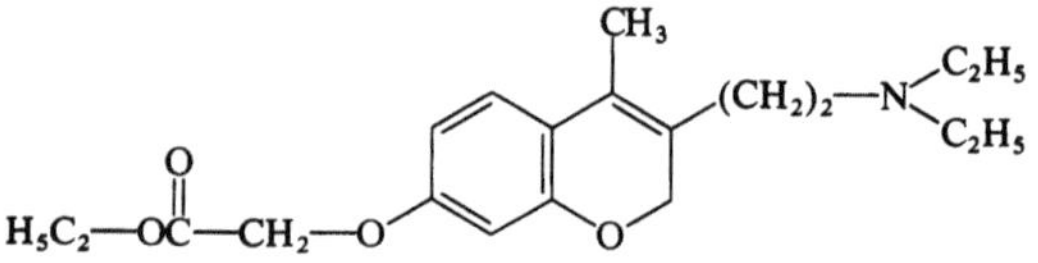

CH₃
(CH₂)₂—N
C₂H₅
C₂H₅
O
H₅C₂—OC—CH₂—O

Carbochromen
(Intensain®)

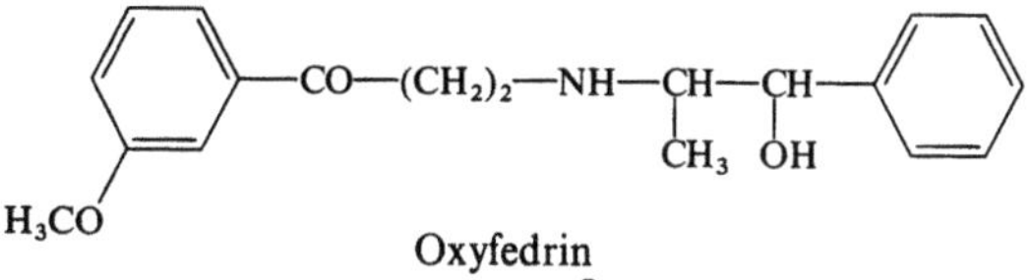

Coronarinsuffizienz (Fortsetzung)

Oxyfedrin
(Ildamen®)

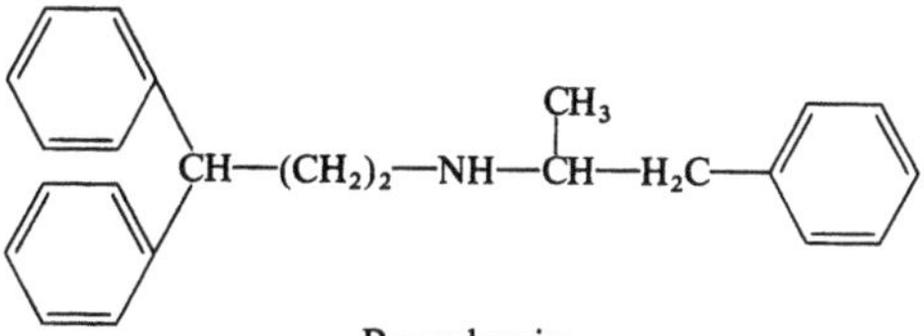

Prenylamin
(Segontin®)

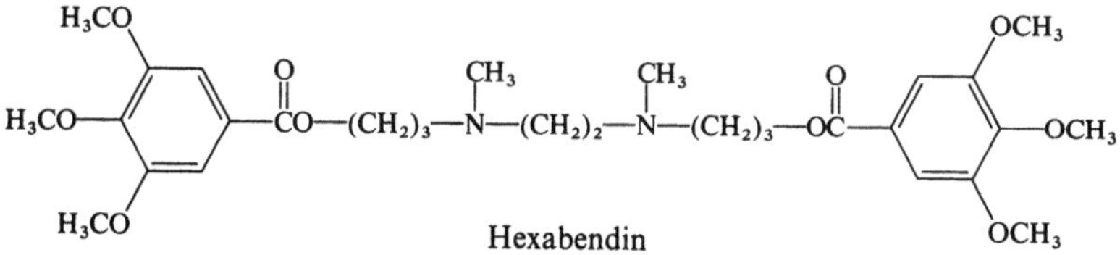

Hexabendin
(Ustimon®)

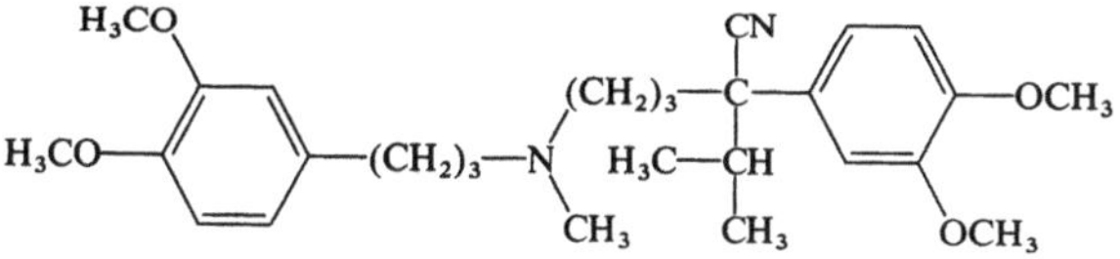

Verapamil
(Isoptin®)

Wirkung:

Coronardilatation tierexperimentell erwiesen, Wirksamkeit bei Myocardhypoxie wird unterschiedlich bewertet. Neben der Coronarerweiterung „chinidinähnliche" und lokalanästhetische Wirkungen.

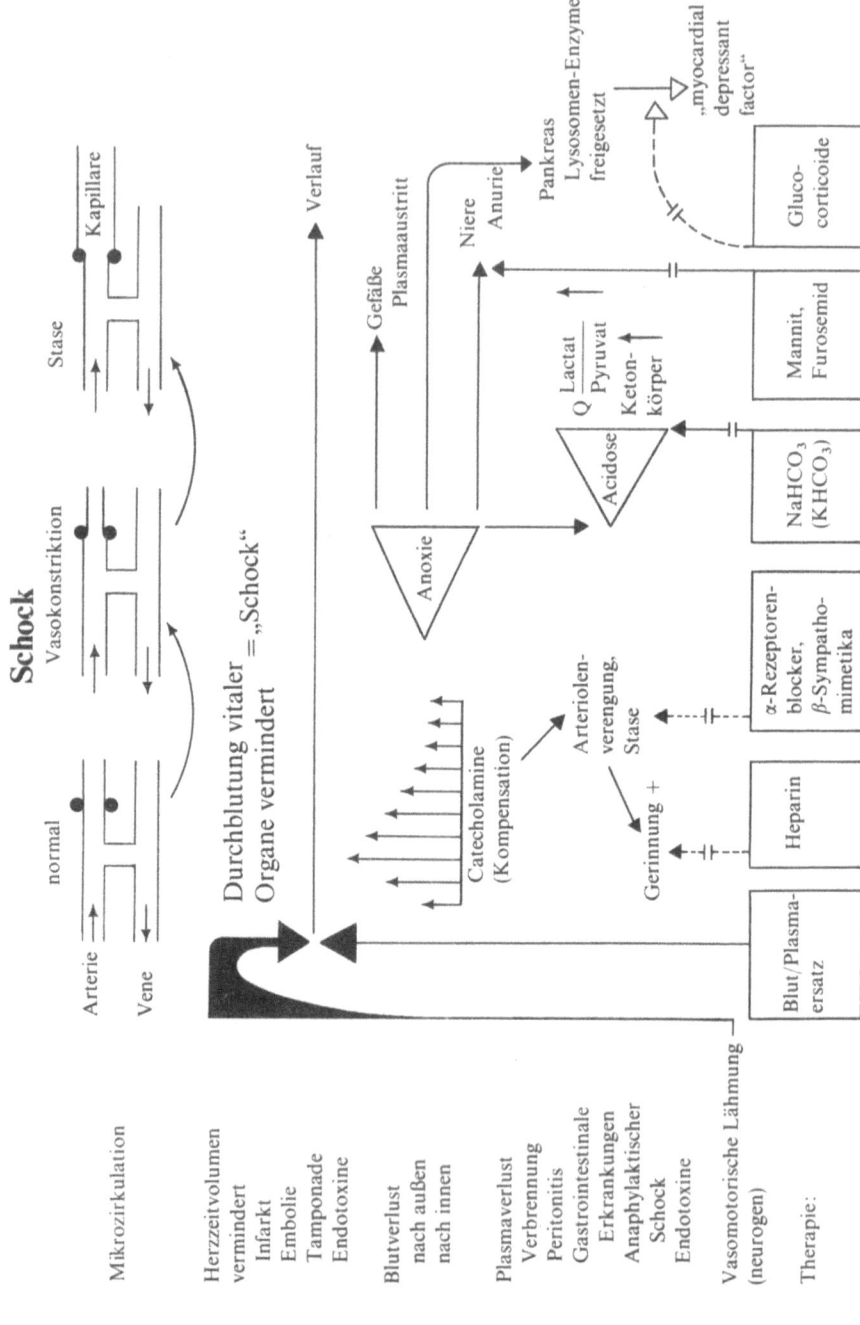

Infusions-Lösungen

1. Elektrolyt-Lösungen

a) Isotone Lösungen: 0,9% NaCl-Lösung
   Natrium-Lactat-NaCl-Lösung (Sterofundin® A)
b) Vollelektrolyt-Lösungen (Elektrolytgehalt wie Plasma): Tutofusin®
c) Basis-Lösungen (Elektrolytgehalt niedriger als im Plasma): Sterofundin® HL 5
d) Elektrolyt-Konzentrate zur selektiven Substitution einzelner Elektrolyte
e) Therapie der Acidose: Natriumlactat (Sterofundin® OH^-)
   Natriumhydrogencarbonat (in Ionosteril® CD)
   Trometamol (Sterofundin® Tris)
f) Therapie der Alkalose: Ammoniumchlorid (in Sterofundin® H^+)
   Argininhydrochlorid (Tutofusin® Alk)
g) Peritoneal-Dialyse: Peritofundin®

2. Nähr-Lösungen

a) Zucker: Glucose (in Ionosteril® SAG)
   Laevulose (in Ionosteril® SAL)
   Sorbit (in Sterofundin® B-S)
   Xylit (in Tutofusin® HX)
b) Aminosäuren-Gemische: Aminofusin®
   Aminoplasmal® L 10

3. Blutersatz-Lösungen

a) Arteigene Proteine: Plasma, Serum, Albumin, Erythrozytensuspensionen, Vollblut,
b) Gelatine-Lösungen (denaturierte über Harnstoffbrücken vernetzte tierische Proteine): Haemaccel®
c) Polysaccharid-Lösung: Dextran 40 (Rheomacrodex®)
   Dextran 60 (Macrodex®)
d) Synthetische kolloidale Lösungen: Polyvinylpyrrolidon (MG 12600) (Periston®-N)
   Polyvinylpyrrolidon (MG 30000) (Periston®)

Essentielle Hypertonie

Therapeutische Prinzipien

Subjektive Symptome   bei Krisen   Dauertherapie

Kombinationsmöglichkeiten:
Combipresan®
Modenol®
Sali-Presinol®
Adelphan-Esidrix®

Blutdruck (diastol. > 90 mm Hg)

- Zentrale Dämpfung
  - Lebensweise
  - Sedierung
  - Reserpin
  - Clonidin → Clonidin
- Elektrolyt-Kontrolle
  - Na-arme Diät
  - Saluretika → Diazoxid
- Adrenerge Blockade
  - α-Sympatholyse → Phentolamin
  - α-Methyl-DOPA
  - Guanethidin
  - Reserpin
- Vasodilatation
  - Dihydralazin
  - Nitroprussid-Na
  - Verapamil

Reserpin (Serpasil®): adrenerge Entspeicherung, langsamer Wirkungseintritt

Clonidin (Catapresan®): wirkt auf Vasomotorenzentrum, senkt dadurch Herzfrequenz und Minuten-Volumen

Chlorthalidon (Hygroton®): protrahierte Wirkung

Phentolamin (Regitin®): sofortige kurzdauernde Wirkung, daher Infusion bei Krisen

α-Methyl-DOPA (Presinol®): „falscher Überträger", protrahierte Wirkung

Guanethidin (Ismelin®): adrenerge Nervenblockade, protrahierte Wirkung

Dihydralazin (Nepresol®): Vasodilatation, Mittel 2. Wahl

Diagnostische Abklärung
1. Renal
   a) renovaskulär
   b) parenchymatös
2. Endokrin
   a) Phäochromocytom
   b) M. Cushing
   c) M. Conn
   d) Akromegalie
3. Aortenisthmusstenose
4. Eklampsie

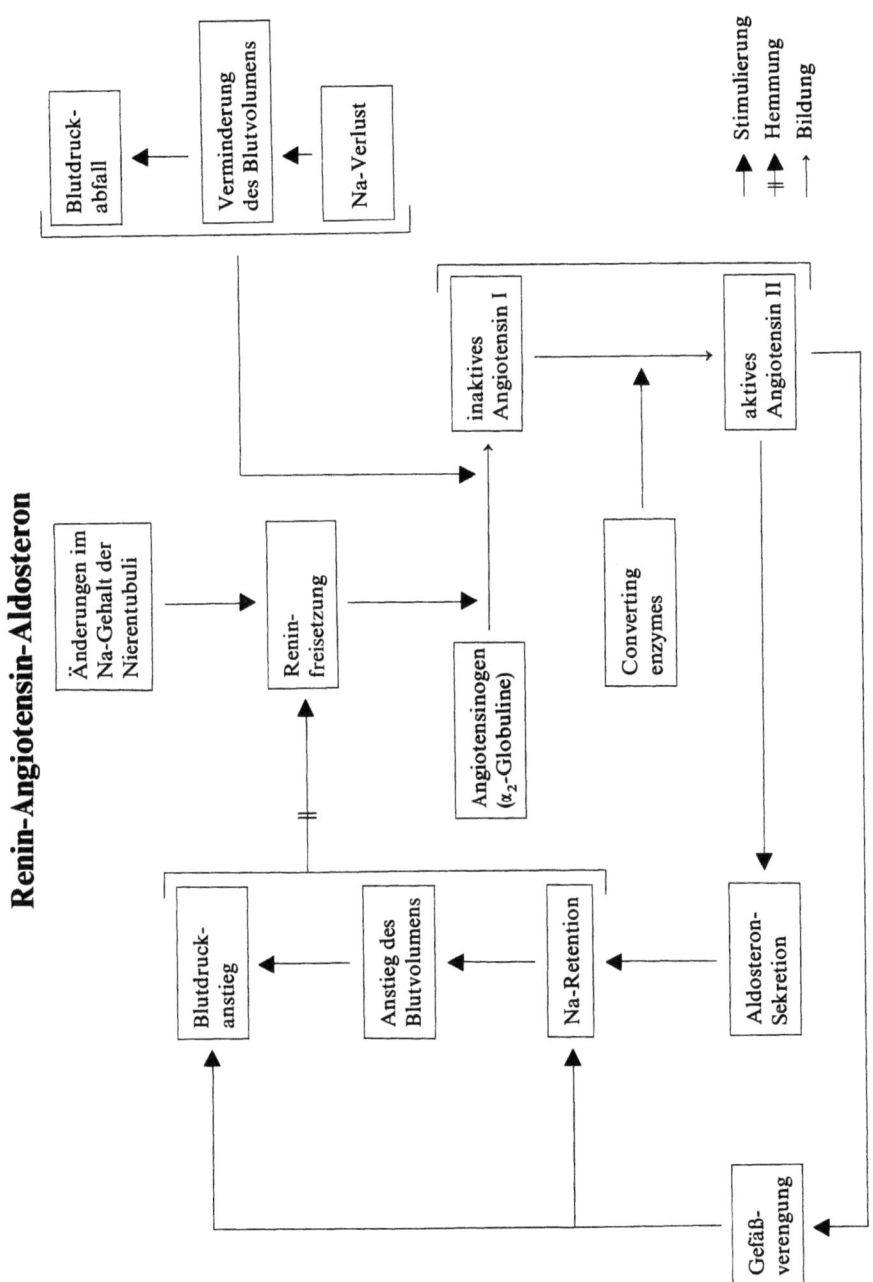

Angiotensin I: Asp-Arg-Val-Tyr-Ile-His-Pro-Phe-His-Leu-OH
Angiotensin II: Asp-Arg-Val-Tyr-Ile-His-Pro-Phe-OH

Hyperlipämien

Typ	Synonym	Vermehrte Plasma-Lipoproteine	Cholesterin	Triglyceride	Diät	Medikamentöse Therapie
I	Exogene Hyperlipämie	Chylomikronen	normal	+++	NFD	–
II	Familiäre Hypercholesterinämie	Lipoproteine niederer Dichte	+	normal oder +	NFD	Clofibrat? Cholestyramin? Dextro-Thyroxin*
III		Abnorme Lipoproteine sehr niederer Dichte			NFD G↓	Clofibrat
IV	Kohlehydrat-induzierte oder exogene Hyperlipämie	Lipoproteine sehr niederer Dichte	meistens normal		KH↓ G↓	Clofibrat
V	Gemischte Hyperlipämie	Chylomikronen und Lipoproteine sehr niederer Dichte			NFD KH↓ G↓	Clofibrat

* Nicht bei Coronarsklerose und Arrhythmie
NFD = Niedrig-Fett-Diät, G↓ = Gewichtsreduktion, KH↓ = Kohlehydratreduktion

Clofibrat: hemmt Cholesterinsynthese in der Leber und Transport von Triglyceriden von der Leber ins Plasma

D-Thyroxin: vermindert die Lipoproteine niederer Dichte

Clofibrat (Regelan®)

Dextro-Thyroxin-Na (Nadrothyron®-D)

Antidiuretisches Hormon (ADH)

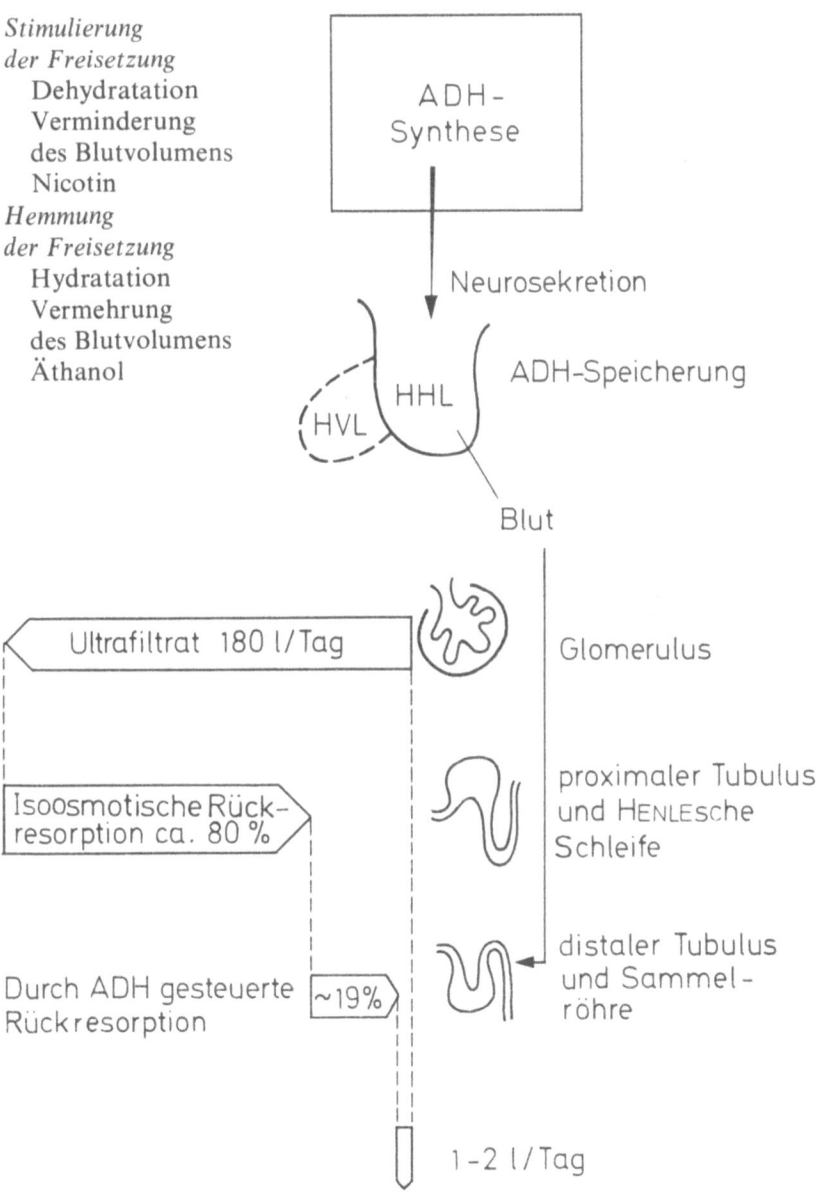

Diuretika I

1. Benzothiadiazine

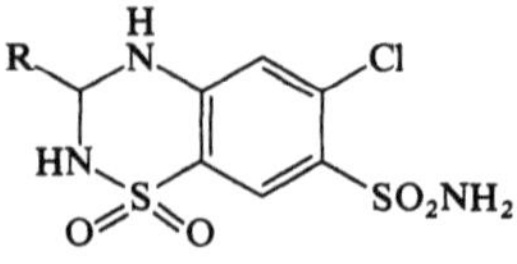

Grundskelett (structure shown)

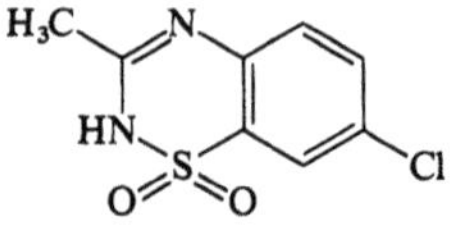

Diazoxid (Hypertonalum®) (structure shown)

Name	R
Hydrochlorothiazid (Esidrix®)	—H
Trichlormethiazid (Esmarin®)	—CHCl$_2$
Thiabutazid (Saltucin®)	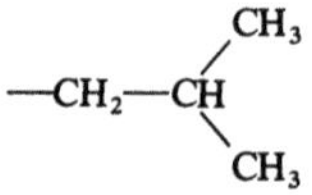 —CH$_2$—CH(CH$_3$)$_2$
Cyclopenthiazid (Navidrex®)	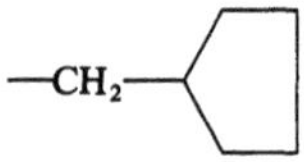 —CH$_2$—(cyclopentyl)

2. Benzothiadiazin-Analoge

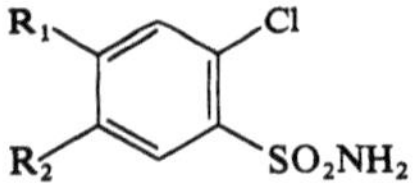

Grundskelett (structure shown)

Name	R$_1$	R$_2$
Chlorthalidon (Hygroton®)	—H	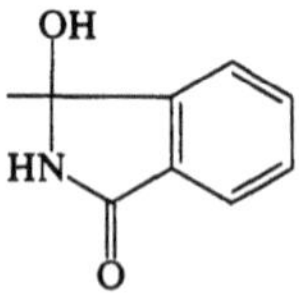 (1-hydroxy-3-oxo-isoindolin-1-yl)
Furosemid (Lasix®)	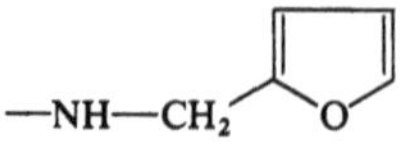 —NH—CH$_2$—(furyl)	—COOH
Mefrusid (Baycaron®)	—H	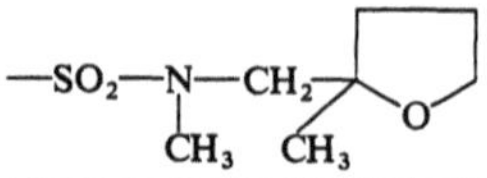 —SO$_2$—N(CH$_3$)—CH$_2$—(tetrahydrofuryl), with CH$_3$ on N

Diuretika I (Fortsetzung)

3. Den Benzothiadiazinen wirkungsähnlich

Etacrynsäure
(Hydromedin®)

4. „Kaliumsparend"

Triamteren
(Jatropur®)

Amilorid
(Moduretic®)

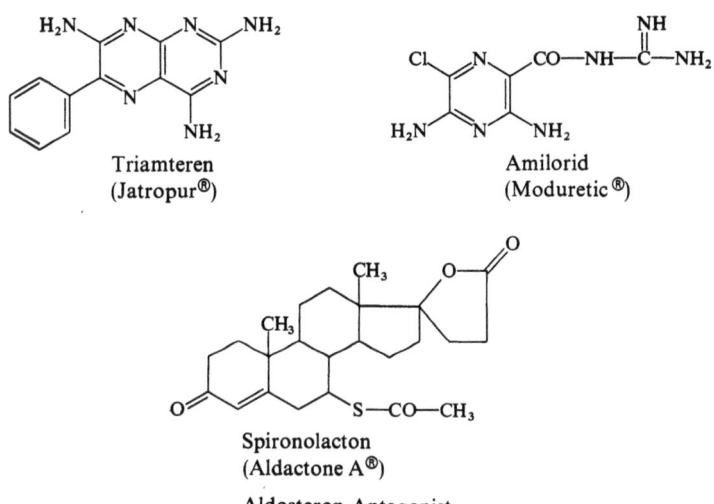

Spironolacton
(Aldactone A®)

Aldosteron-Antagonist

5. Osmotisch wirksam

D-Mannit
(Osmofundin®)

6. Carboanhydrase-Hemmstoff

Acetazolamid
(Diamox®)

nicht mehr als Diuretikum,
sondern beim Glaukom
verwendet

Diuretika II

Diuretika	Wirkungsweise	Wirkungsort	Hauptindikationen	Klinische Toxizität
Benzothiadiazine	Hemmung der Resorption von Na^+ und Cl^-, vermehrte Ausscheidung von K^+	distaler Tubulus	Cardiale Ödeme, Hypertonie	Hypokaliämie. Durch Bluteindickung Thrombosegefahr
Benzothiadiazinanaloge Chlorthalidon, Mefrusid				
Furosemid	Hemmung der Resorption von Na^+ und Cl^-	wahrscheinlich aufsteigender Schenkel der Henleschen Schleifen	Wie Benzothiadiazine, ferner bei Lungen- und Hirnödem	
Etacrynsäure	Steigerung der Na^+-, K^+- und Cl^--Ausscheidung	proximaler und distaler Tubulus, aufsteigender Schenkel der Henleschen Schleife	Wie Benzothiadiazine, ferner bei Lungen- und Hirnödem	Kontraindikation: Anurie, Cor pulmonale, Alkalose
Spironolacton	Durch kompetitive Hemmung von Aldosteron werden Na^+ und Cl^- vermehrt ausgeschieden und die K^+-, H^+- und NH_4^+-Ausscheidung vermindert	distaler Tubulus	Ascites bei Leberzirrhose	Kontraindikation: Niereninsuffizienz
Triamteren Amilorid	Hemmung der Resorption von Na^+ und Cl^-, Hemmung der K^+-Ausscheidung	wahrscheinlich distaler Tubulus	Am besten in Kombination mit Benzothiadiazinen	Gelegentlich Übelkeit, Erbrechen (Triamteren)
Acetazolamid	Durch Carboanhydrasehemmung steht weniger H^+ zum Austausch gegen Na^+ zur Verfügung: vermehrte Na^+-, K^+-, HCO_3^-- und H_2O-Ausscheidung	wahrscheinlich im gesamten Nephron	Nicht mehr als Diuretikum verwendet. Anwendung zur Drucksenkung beim Glaukom möglich	
D-Mannit	Da osmotisch wirksame Diuretika glomerulär filtriert, aber tubulär nicht resorbiert werden, wird vermehrt Flüssigkeit ausgeschieden	proximaler und distaler Tubulus	Akutes Hirn- und Lungenödem. Renale Ausscheidung von Giften (z. B. Barbiturate, Salicylate)	Exsikkosegefahr Kontraindikation: Anurie, schwere cardiale Dekompensation

Blutgerinnung

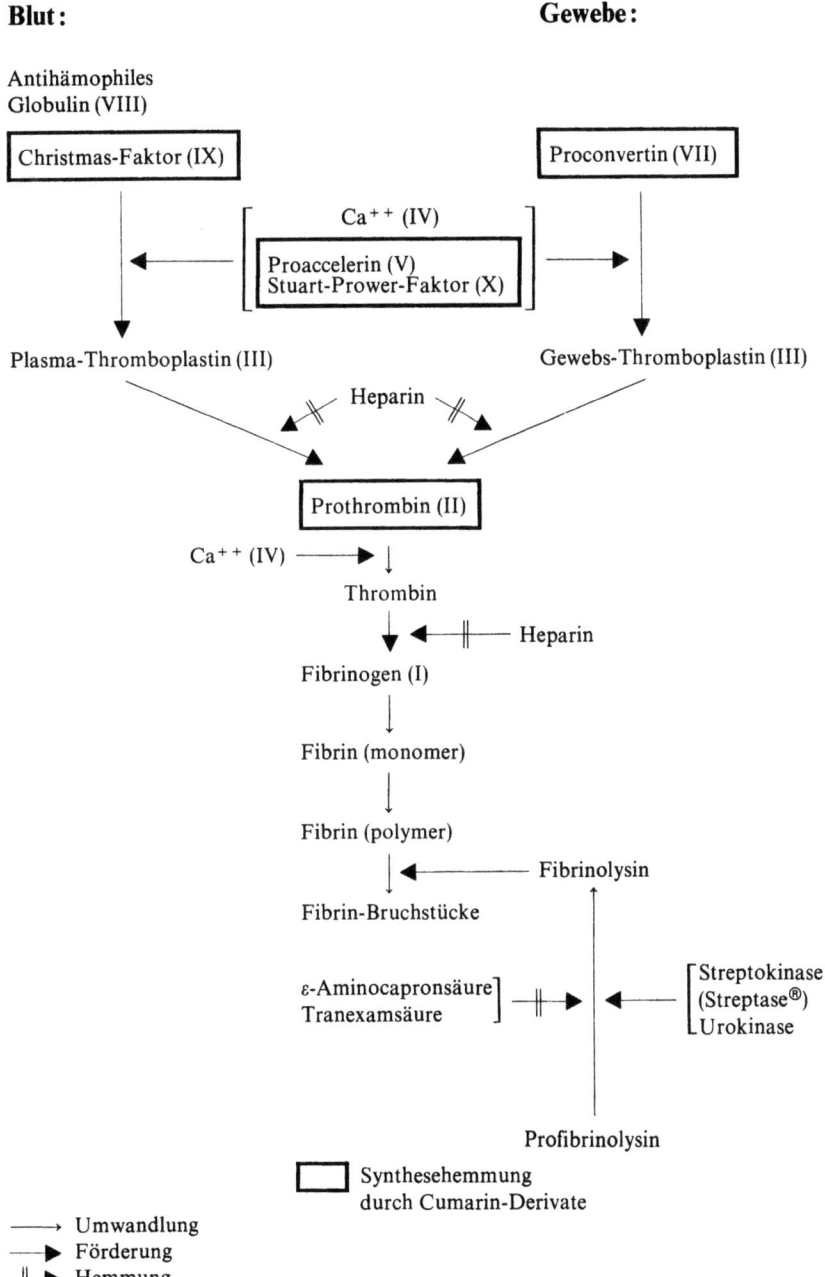

Antikoagulantien und Antagonisten

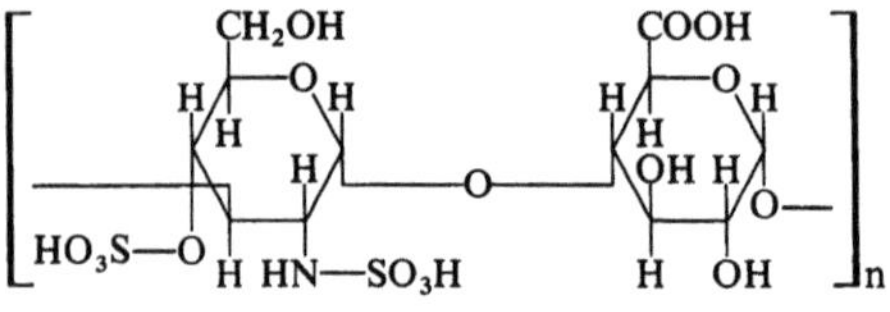

Heparin-Grundeinheit

Antagonist: Protaminsulfat
(Protamin 1000 und 5000 „Roche"®)

Cumarin-Derivate:

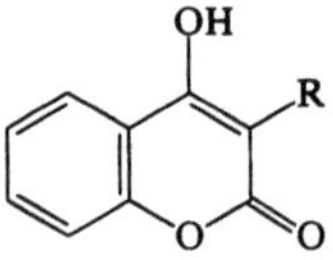

Grundskelett

Name	R
Dicoumarol (Dicumarol®)	$-CH_2-$ (4-hydroxycoumarin)
Äthylbiscumacetat (Tromexan®)	$-CH(COO-C_2H_5)-$ (4-hydroxycoumarin)
Phenprocoumon (Marcumar®)	$-CH(C_2H_5)-C_6H_5$
Acenocoumarol (Sintrom®)	$-CH(CH_2-CO-CH_3)-C_6H_4-NO_2$

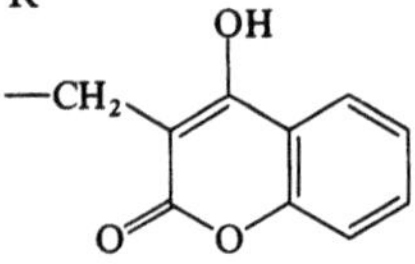

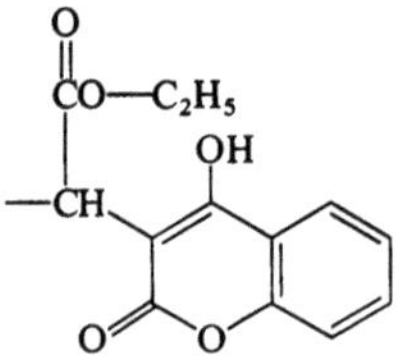

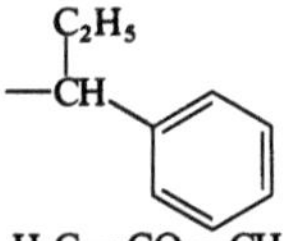

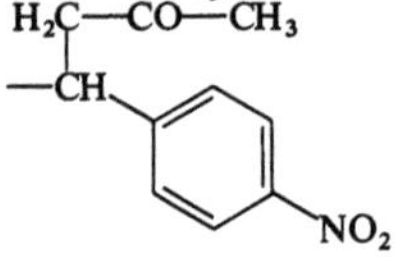

Antagonist:

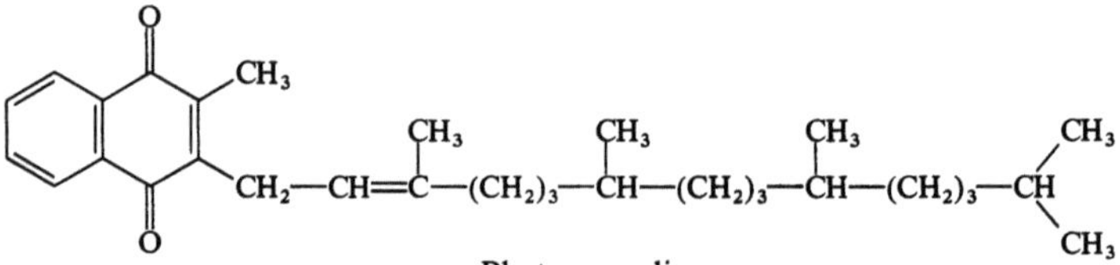

Phytomenadion
(Konakion®)

Antikoagulantien

Name	Zeit bis zur vollen Wirkung (Stunden)	Wirkungsdauer (Tage)	Initialdosis (mg)	Erhaltungsdosis (mg/die)
Dicoumarol (Dicumarol®)	36—48	5—6	300	25—150
Äthylbiscumacetat (Tromexan®)	18—30	2—3	900—1200	150—900
Phenprocoumon (Marcumar®)	48—72	7—14	24	1—4
Acenocoumarol (Sintrom®)	36—48	$1\frac{1}{2}$—2	20—28	2—12
Heparin (Liquemin®)	sofort	dosisabhängig		42—67 alle 4 Stunden 64 alle 6 Stunden 125 alle 8 Stunden

Kontrolle der Cumarin-Derivate durch Quick-Test
Kontrolle des Heparins durch Blutungszeit

Hemmstoffe der Fibrinolyse

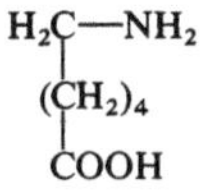

H_2C-NH_2
$(CH_2)_4$
$COOH$
ε-Aminocapronsäure
(Epsicapron®)

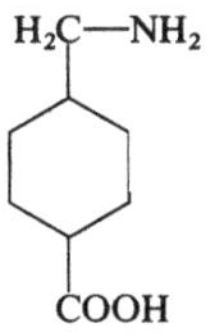

H_2C-NH_2
⬡
$COOH$
Tranexamsäure
(Ugurol®)

Eisen

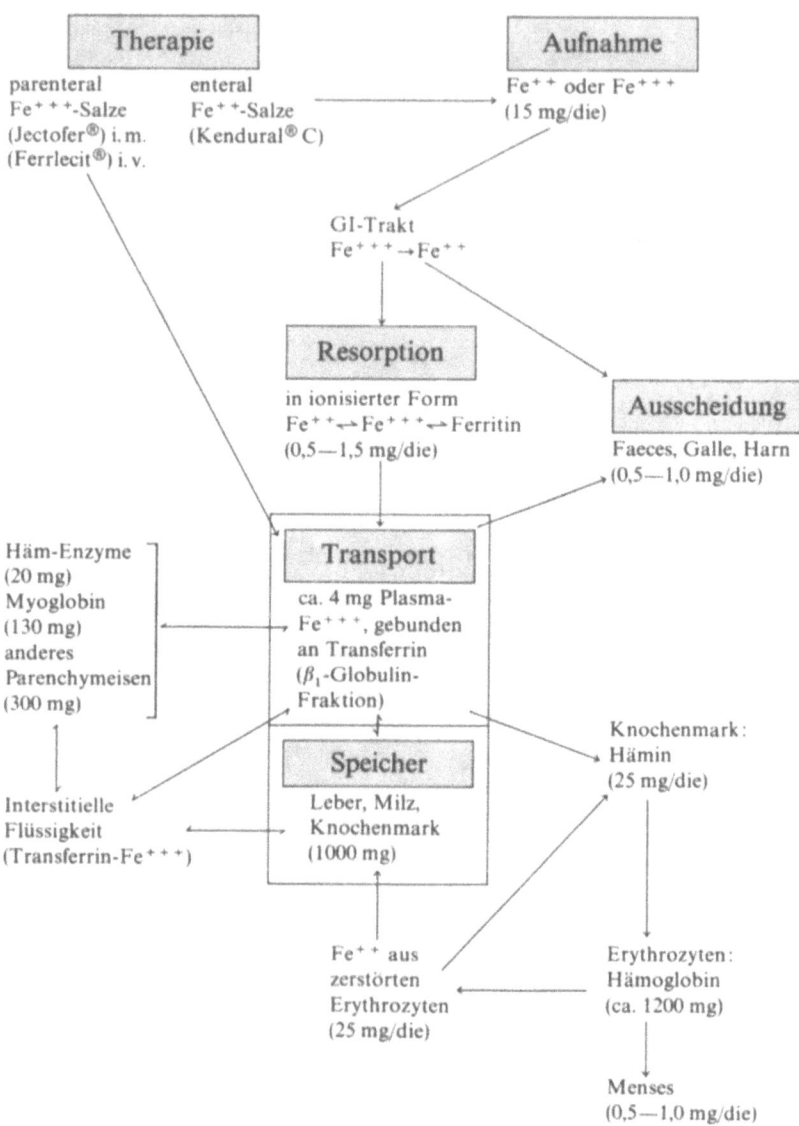

Die enterale Verabreichung von Eisen ist der parenteralen vorzuziehen.

Laxantien I

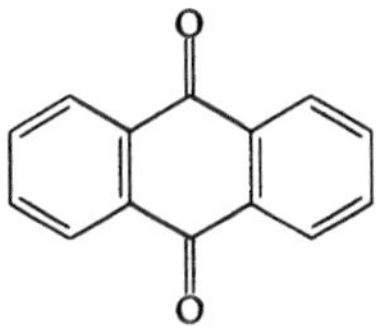

Danthron
(Istizin®)
und andere Anthrachinon-
Glykoside aus Pflanzen

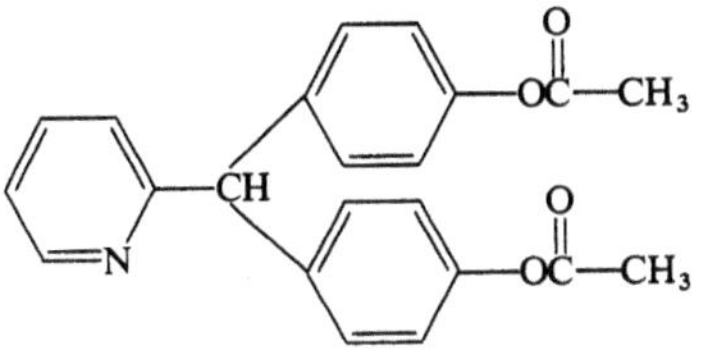

Bisacodyl
(Dulcolax®)

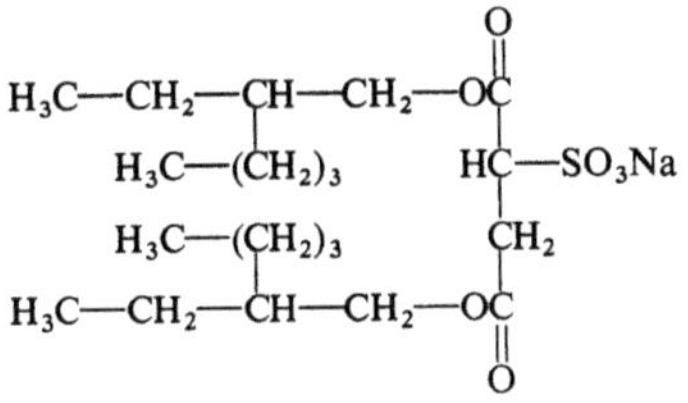

Natriumdioctyl-
sulfosuccinat
(in Laxans-Heyden®)

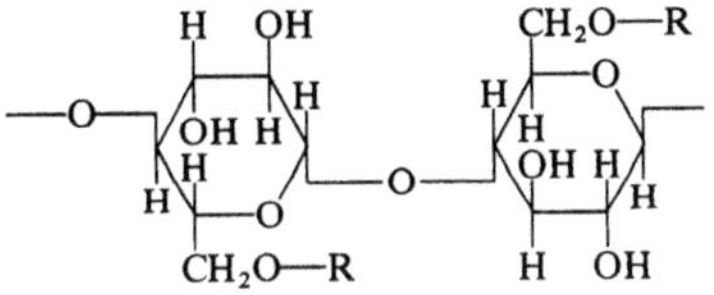

$R = -H$ oder
$-CH_2-COONa$

Carboxymethylcellulose

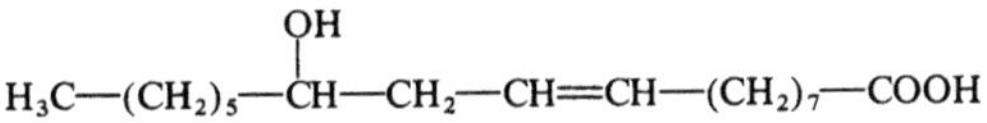

Ricinolsäure

Laxantien II

	Einzeldosis (g)	Wirkungseintritt nach Stunden	Bemerkungen
1. Stimulierende Laxantien			
a) Anthrachinon-Derivate:			
Reinglykoside aus Folia Sennae (Pursennid®)	0,04–0,08	6–8	Anregung der Peristaltik hauptsächlich am Dickdarm
Danthron (Istizin®)	0,15–0,30		Wirken erst nach Umwandlung über Anthron-Derivate in Anthranol-Derivate
b) Bisacodyl (Dulcolax®)	0,01	Drag.: 8–10 Supp.: $\frac{1}{2}$–1	Hauptwirkung am Dickdarm, Wirkungsmechanismus unbekannt, möglicherweise durch Hemmung des Wasser- und Elektrolyttransports in der Dünndarmschleimhaut
c) Rizinusöl	15–30	1–2	Triglycerid der Ricinolsäure. Letztere wird im Darm abgespalten und regt Dünndarmperistaltik an
2. Salinische Abführmittel			
Magnesiumsulfat (Bittersalz)	15	3–6	Osmotische Wasser-Retention im Darm
Natriumsulfat (Glaubersalz)	15		Cave: Magnesiumsulfat bei gestörter Nierenfunktion und Natriumsulfat bei Ödemen
3. Quellmittel in Früchten, wie z. B. Pflaumen, Feigen u. a. Carboxymethylcellulose	1,5	12–24	Quellen in Wasser
4. Gleitmittel			
Natriumdioctylsulfosuccinat (in Laxans-Heyden®)	0,1	24–30	Anionischer, oberflächenaktiver Emulgator.

Die wichtigsten Bakterien (Schizomyceten)
(eingeteilt nach der Färbbarkeit)

g + K = gram-positive Kokken: Staphylokokken
Streptokokken
Enterokokken
(Streptococcus faecalis)
Pneumokokken

g − K = gram-negative Kokken: Meningokokken
(Neisseria meningitidis)
Gonokokken
(Neisseria gonorrhoeae)

g + B = gram-positive Bakterien: Corynebacterium diphtheriae
Bacillus anthracis
Clostridien
(Gasbrand, Tetanus, Botulismus)

g − B = gram-negative Bakterien: Haemophilus influenzae
Haemophilus pertussis
Salmonellen
Escherichia coli
Klebsiella pneumoniae
Shigellen
Proteus-Gruppe
Pseudomonas pyocyanea
(aeruginosa)
Pasteurella-Gruppe
(Pest, Tularämie)
Cholera-Vibrionen
(Vibrio comma)

Die wichtigsten Bakterien *(Fortsetzung)*

Durch Gram-Färbung nur schlecht oder nicht erfaßbar:

Spirochaeten:	Treponema pallidum Leptospiren
Mykobakterien:	Mycobacterium tuberculosis Mycobacterium leprae
Rickettsien (Übergang zwischen echten Viren und Bakterien):	Rickettsia prowazecki
Mykoplasmen (keine Zellwand, kleiner als Bakterien):	Mycoplasma pneumoniae
L-Phasen = Sphäroblasten:	Zellwandgeschädigte Formen von Bakterien. Revertierung zum pathogenen Mutterkeim möglich

Chemotherapie bakterieller Infektionen

1. Grundlage der Chemotherapie ist die selektive Toxizität der Chemotherapeutika gegen Mikroorganismen abhängig vom therapeutischen Index (Toxizität für Mikroorganismus zu Toxizität für Wirtsorganismus).
   Toxische Nebenwirkungen hängen von der *Substanz*, der *Dosis*, der *Applikationsart* und *-dauer* ab.
2. Allergiehäufigkeit und Resistenzentwicklung nehmen zu.
3. Infektionswechsel und Auftreten einer Superinfektion während der Therapie beachten.
4. Auch optimale Chemotherapie ist von der körpereigenen Abwehr abhängig.
5. Möglichst selektive statt „Breitband"-Wirkung erzielen!
6. Dauer der Therapie muß ausreichen:
   Ansprechen ist in 48 Stunden zu erwarten.
   Absetzen erst 48 Stunden nach Entfieberung.
   Bei Nachweis oder Verdacht auf Streptokokken muß die Therapie über 10 Tage dauern, sonst Gefahr von Folgekrankheiten.

Sulfonamide I

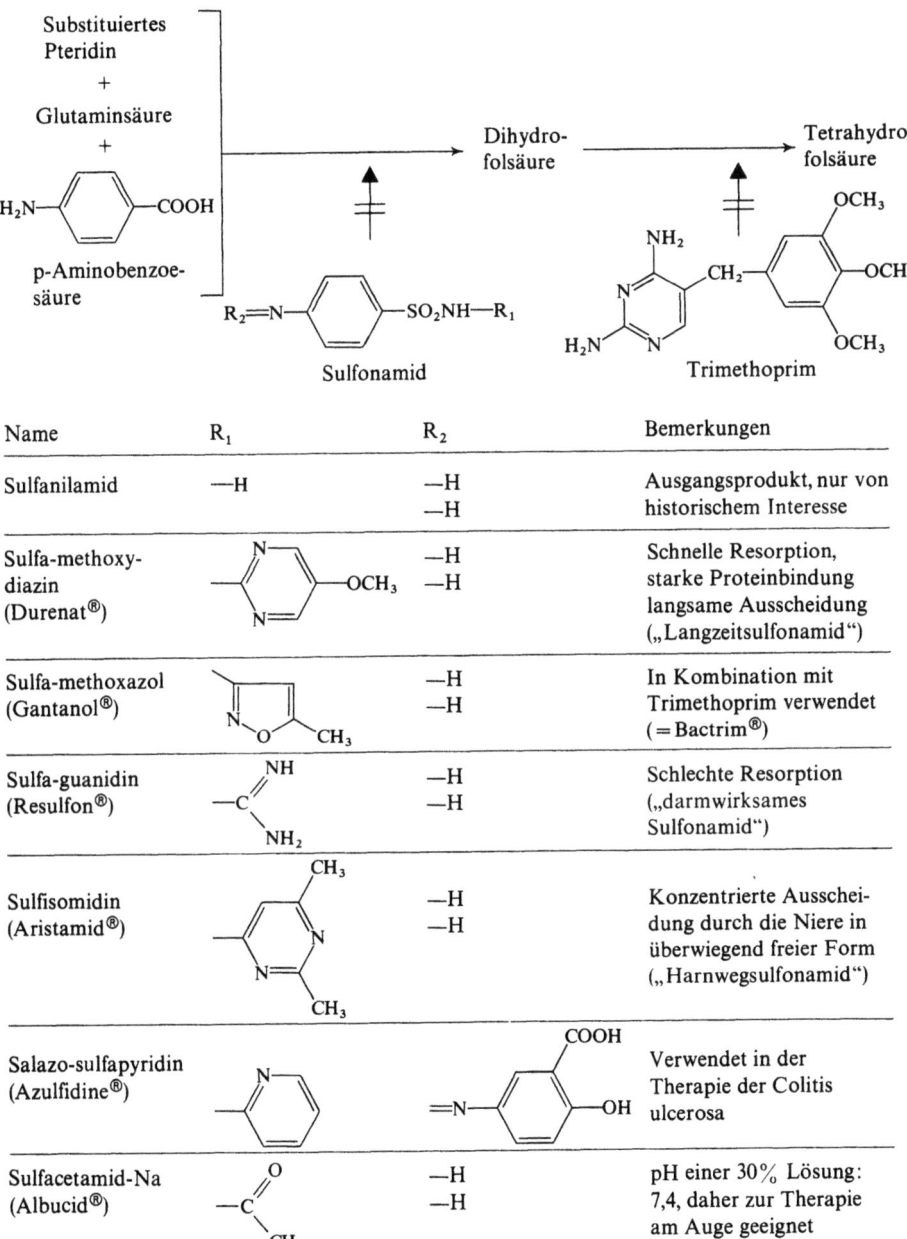

Name	R_1	R_2	Bemerkungen
Sulfanilamid	—H	—H —H	Ausgangsprodukt, nur von historischem Interesse
Sulfa-methoxy-diazin (Durenat®)	Pyrimidinyl-OCH₃	—H —H	Schnelle Resorption, starke Proteinbindung langsame Ausscheidung („Langzeitsulfonamid")
Sulfa-methoxazol (Gantanol®)	Isoxazolyl-CH₃	—H —H	In Kombination mit Trimethoprim verwendet (= Bactrim®)
Sulfa-guanidin (Resulfon®)	—C(=NH)NH₂	—H —H	Schlechte Resorption („darmwirksames Sulfonamid")
Sulfisomidin (Aristamid®)	2,6-Dimethyl-pyrimidinyl	—H —H	Konzentrierte Ausscheidung durch die Niere in überwiegend freier Form („Harnwegsulfonamid")
Salazo-sulfapyridin (Azulfidine®)	Pyridinyl	=N—C₆H₃(COOH)(OH)	Verwendet in der Therapie der Colitis ulcerosa
Sulfacetamid-Na (Albucid®)	—C(=O)CH₃	—H —H	pH einer 30% Lösung: 7,4, daher zur Therapie am Auge geeignet

Von lokaler Sulfonamid-Anwendung ist abzuraten!

Sulfonamide[1], Trimethoprim[2] II

Chemischer Typ:	1: Sulfanilamid, 2: Pyrimidinderivat
Herkunft:	Synthese
Angriff:	1: Hemmung der Folsäuresynthese, 2: Hemmung der Dihydrofolat-Reduktase
Wirkung:	1: Bakteriostatisch nach bestimmter Latenzperiode Wahrscheinlich bakterizid
Spektrum:	1: Unterschiedliche Aktivität gegen g+- und g--Keime. C. diphtheriae, H. influenzae, H. pertussis, Spirochaeten sind resistent 2: Clostridien, Ps. pyocyaneus und Spirochaeten sind resistent
Anwendung:	Per os z. B. bei Infekten der Harnwege, der Galle und des Respirationstrakts: Sulfamethoxydiazin, Enterale Infekte: Sulfa-guanidin
Kinetik:	Verteilung: alle Gewebe (auch ZNS) Eiweißbindung: unterschiedlich stark Abbau: vorwiegend N-Acetylierung Ausscheidung: vorwiegend glomeruläre Filtration, $t/_2$ abhängig von Eiweißbindung und Rückresorption im Tubulus $t/_2$ 24—48 Stunden und länger = „Langzeit-Sulfonamide"
Nebenwirkungen:	1: Nausea, Allergien (Exantheme, Erytheme) 2: Selten aplastische Anämie, Thrombopenie, Glossitis, Pharyngitis, Laryngitis, bei Kombination mit Trimethoprim
Kontraindikationen:	1: Sulfonamidallergie, Niereninsuffizienz, schwere Leberparenchymschäden 2: Gravidität, Früh- und Neugeborene während der ersten Lebenswochen bei Kombination mit
Cave:	1: Gravidität. Bei Patienten unter oralen Antidiabetika. Kumulationsgefahr bei Langzeitsulfonamiden. Langzeitsulfonamide bei Neugeborenen.

Penicilline und Cephalosporine I

Penicilline

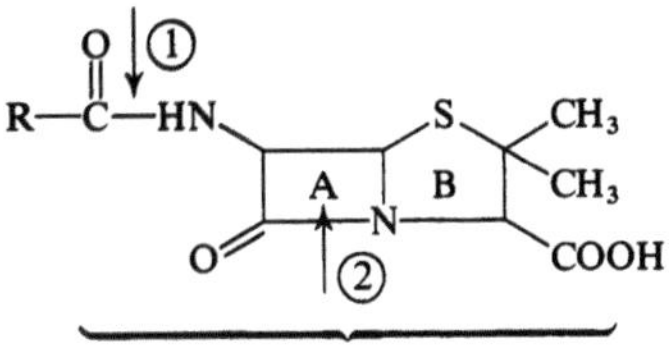

6-Aminopenicillansäure

A = β-Lactam-Ring
B = Thiazolidin-Ring
1 = Amidasen
2 = Penicillinase

Name	R	Säurestabilität	Penicillinaseresistenz
Benzylpenicillin = Penicillin G	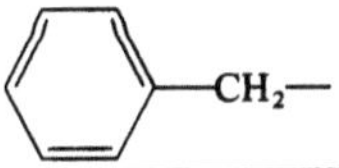 C₆H₅–CH₂–	–	–
Carbenicillin (Anabactyl®)	C₆H₅–CH(COOH)–	–	–
Propicillin (Baycillin®)	C₆H₅–O–CH(CH₂–CH₃)–	+	–
Ampicillin (Binotal®)	C₆H₅–CH(NH₂)–	+	–
Meticillin (Cinopenil®)	2,6-(OCH₃)₂–C₆H₃–	–	+
Dicloxacillin (Dichlor-Stapenor®)	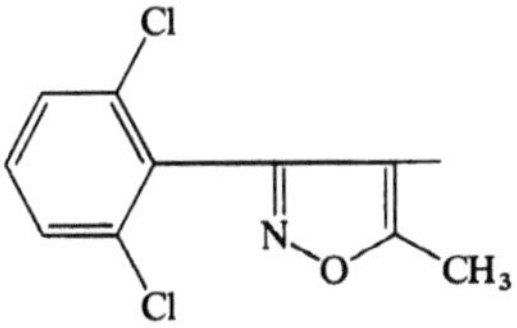 2,6-Cl₂–C₆H₃–isoxazolyl–CH₃	+	+

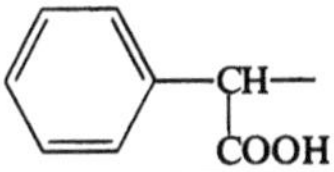

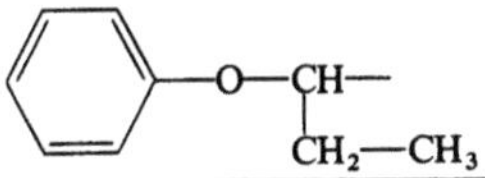

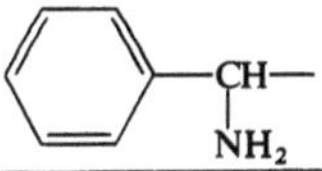

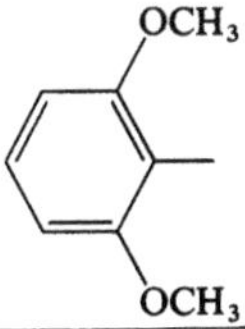

Penicilline und Cephalosporine I *(Fortsetzung)*

Cephalosporine

Name	R_1	R_2	oral wirksam	Penicillinase-resistenz
Cefalotin (Cefalotin „Lilly")	[thiophene]-CH_2-	$-O-CO-CH_3$	−	+
Cefalexin (Oracef®)	[phenyl]-CH(NH_2)−	−H	+	+

Penicilline[1] und Cephalosporine[2] II

Chemischer Typ:	β-Lactam-Gruppe (Dipeptide)
Herkunft:	1: Penicillium notatum, halbsynthetische Derivate 2: Cephalosporium
Wirkung:	Hemmt die Vernetzung der Mucopeptide der Bakterienzellwand empfindlicher Keime Bakteriostatisch, in höheren Konzentrationen bakterizid
Spektrum:	Kokken (ausgenommen Penicillinase-positive Staphylokokken, g+B, Spirochaeten: Penicillin G und V, Cephalosporine; Penicillinase-bildende Erreger: Dicloxacillin (oral), Meticillin (i. m.); g−B (außer Coliformen und Pseudomonas): Ampicillin, Penicillin G in hohen Dosen; Ps. pyocyanea: Carbenicillin

Penicilline[1] und Cephalosporine[2] II *(Fortsetzung)*

Besondere Verwendung:	Oral: Propicillin, Dicloxacillin i. v. Infusion: Penicillin G H. influenzae: Ampicillin Proteus, Pseudomonas: Carbenicillin Tr. pallidum: mindestens 10 Tage pro Kur! Salmonellen-Dauerausscheider: mindestens 6 Wochen hochdosiert
Kinetik:	$t_{1/2}$: Penicillin G 30—60 min, Äthylendiamin-Penicillin G 1 Woche Eiweißbindung: unterschiedlich Verteilung: Extrazellulärraum, nicht in Gehirn, Nerven und Knochen Ausscheidung: vorwiegend tubuläre Sekretion (80%)
Nebenwirkungen:	Penicilline häufigste Ursache der medikamentös verursachten Allergien; bei 10 Mio E/Gabe zentrale Krämpfe möglich; Herxheimer-Reaktion möglich; Superinfektionen mit resistenten Keimen und mit Hefen möglich
Kontraindikationen:	Kombinationstherapie mit Tetracyclinen, Chloramphenicol und Sulfonamiden (Antagonismus!);
Cave:	Kreuzallergie Cephalosporine/Penicillin möglich; 2: bei Niereninsuffizienz Frühgeborene und Neugeborene während der ersten Lebenswochen

Tetracycline I

Grundskelett

Name	R_1	R_2	R_3	R_4
Tetracyclin (Hostacyclin®)	—H	—OH	—H	—H
Oxytetracyclin (Terramycin®)	—H	—OH	—OH	—H
Chlortetracyclin (Aureomycin®)	—Cl	—OH	—H	—H
Doxycyclin (Vibramycin®)	—H	—H	—OH	—H
Rolitetracyclin (Reverin®)	—H	—OH	—H	—CH$_2$—N⟨⟩

Tetracycline II

Chemischer Typ:	Tetracyclin
Herkunft:	Streptomyces-Stämme
Angriff:	Hemmung der Proteinsynthese (tRNS-30 s-Bindungsreaktion)
Wirkung:	Bakteriostatisch
Spektrum:	g ± B, jedoch bereits unterschiedlich hohe Resistenzentwicklung, besonders bei g − B (Proteus und Pseudomonas resistent)

Tetracycline II *(Fortsetzung)*

Besondere Verwendung:	Intervall- oder Dauertherapie, besonders bei chronischen Harnweginfekten nach Antibiogramm unter genauer Beachtung möglicher Nebenwirkungen Applikationsart der Wahl: oral Lokale Anwendung ist in der Regel abzulehnen
Kinetik:	Resorption im Darm $t_{1/2}$: Oxytetracyclin und Tetracyclin: 5—10 Stunden, Doxycyclin: 13—16 Stunden Eiweißbindung: 25—70%, je nach Derivat Speicherung in Knochen und Zähnen infolge Ca-Chelatbildung Ausscheidung: über Galle mit Rückresorption Glomeruläre Filtration: 20—25% nach oraler Gabe, 60% nach i. v. Gabe
Nebenwirkungen:	Magen-Darm-Reizung (Übelkeit) Vorübergehende Reduktion der physiologischen Darmflora (anaerobe Lactobazillen ↓; Coli, Enterokokken ↑) Postantibiotische Staphylokokken-Enteritis (schwere enterotoxische oder choleriforme Typen) Affinität zu kalzifizierenden Geweben (Chelatbildung) Photodermatosen Leberschädigung bei hohen i. v. Dosen Harnstoffanstieg im Serum infolge kataboler Wirkung
Kontraindikationen:	Gravidität; Kinder bis 12. Lebensjahr (abgeschlossene 2. Dentition); Myasthenia gravis (Apnoe-Gefahr!)
Cave:	Kreuzresistenz innerhalb der Gruppe; Kombinationstherapie mit Penicillin (Antagonismus!);

Chloramphenicol

Chemischer Typ:	Chloramphenicol
Herkunft:	Streptomyces venezuelae, synthetisch
Angriff:	Hemmung der Proteinsynthese (tRNS-Peptidbindungsreaktion)
Wirkung:	Bakteriostatisch
Spektrum:	Breitbandantibiotikum mit Ausnahme von Clostridien, Mykobakterien und Pseudomonas
Besondere	Mittel der Wahl bei Samonella typhi und H. influenzae- Meningitis; lokal in der Ophthalmologie
Kinetik:	Resorption gut; $t_{1/2}$ 3—5 Stunden; Plasmaproteinbindung ca. 50%; Verteilung: gleichmäßig, einschließlich Liquor- und Placentapassage Ausscheidung: Niere
Nebenwirkungen:	Allergische Reaktionen in 0.5—1.5% Herxheimer-Reaktion bei endotoxinbildenden Erregern (Salmonellen u. a.) Neurotoxische Wirkung bei Kindern unter hohen Dosen und langer Anwendung Gray-Syndrom bei Früh- und Neugeborenen infolge geringer Konjugation in der Leber und geringer renaler Ausscheidung (besondere Dosierungsrichtlinien beachten!) Knochenmarkschädigung a) dosisabhängige reversible Hemmung b) irreversible aplastische Anämie, sehr selten bei richtiger Dosierung, meist bei Gesamtdosisüberschreitung, oft erst nach Ende der Anwendung
Kontraindikationen:	Alle Infekte, die mit weniger Risiko beherrscht werden können; jede antibakterielle Prophylaxe; Salmonella-Infekte im Bereich der Gallenwege; Früh- und Neugeborene; gleichzeitige Gabe mit Penicillin (Antagonismus!)
Cave:	Gesamtdosis 20—30 g bei Erstbehandlung nicht überschreiten Zweitbehandlung innerhalb von 12 Monaten

Chloramphenicol *(Fortsetzung)*

Besonderer Hinweis: Additive Wirkung mit Erythromycin

$$O_2N-\underset{}{\bigcirc}-\underset{NH-OC-CHCl_2}{\overset{OH}{CH}-CH-CH_2OH}$$

Chloramphenicol
(Paraxin®)

Erythromycin

Chemischer Typ:	Makrolid
Herkunft:	Streptomyces erythreus
Angriff:	Hemmung der Proteinsynthese (Peptidyl-tRNS-Übertragungsreaktion)
Wirkung:	Bakteriostatisch bis bakterizid
Spektrum:	g ± K, g + B, H. influenzae, H. pertussis, Mykoplasmen, L-Formen
Besondere Verwendung:	L-Formen sämtlicher Keime; Corynebakterien (Diphtherie), H. pertussis; Mycoplasma pneumoniae; Kokken (Staphylokokken, Gonokokken)
Kinetik:	Da Erythromycin im Magen zerstört wird, werden das Stearat und Estolat p.o. angewendet. Unterschiedliche Wirkungsdauer beachten! Verteilung: Körperflüssigkeiten (außer Kammerwasser) und Gewebe, Liquor nur bei entzündeten Meningen Eiweißbindung: 40% Ausscheidung: Galle und Fäzes, wenig durch die Niere
Nebenwirkungen:	Magendarmtrakt: Nausea, Motilitätsstörungen; Cholestatischer Ikterus bei Erythromycin-estolat; Allergien (Exantheme, Urtikaria, Eosinophilie) selten

Erythromycin *(Fortsetzung)*

Kontraindikationen: i.v. über 20 mg/kg/die im 1. Lebensjahr (Transaminasenanstieg)

Cave: Erythromycinestolat bei bestehendem Leberschaden; Kombinationstherapie mit einem zellwandwirksamen Antibiotikum (Antagonismus?)

Erythromycin
(Erycinum®)

Erythromycin-estolat
(Neo-Erycinum®)

Erythromycin-stearat
(Erythrocin®)

Aminoglykoside I

Streptomycin
(Streptomycin-Sulfat „Bayer")

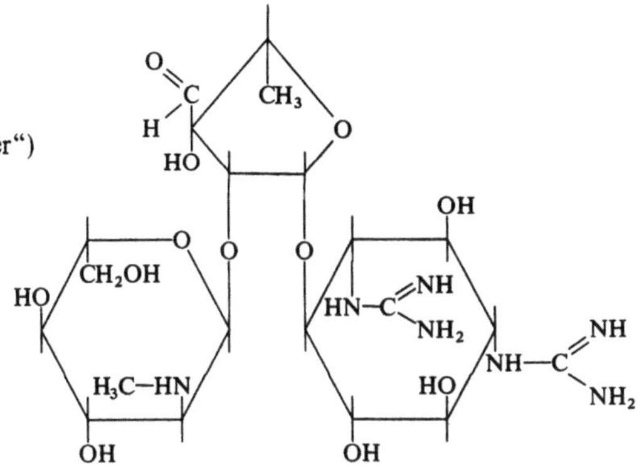

Neomycin
(Bykomycin®)

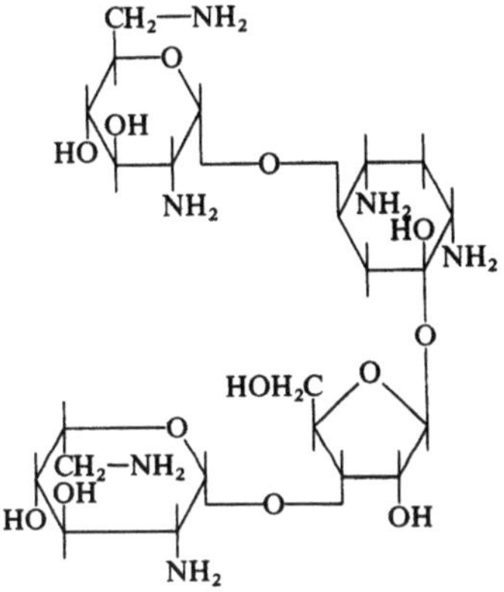

Kanamycin
(Kanamytrex®)

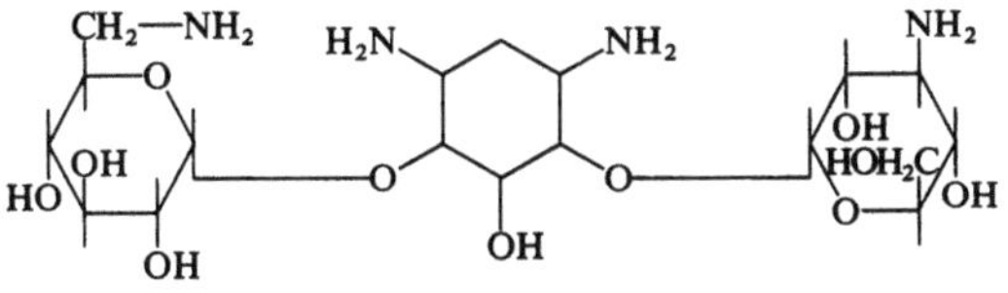

Gentamycin
(Refobacin®)

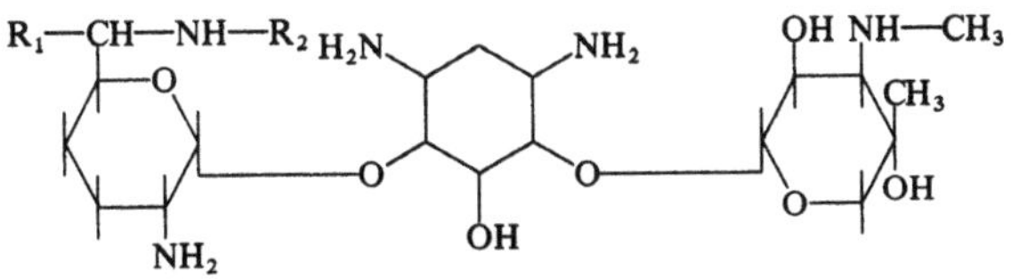

	R_1	R_2
Gentamycin C_1	—CH_3	—CH_3
Gentamycin C_2	—CH_3	—H
Gentamycin C_{1a}	—H	—H

Aminoglykoside II

Streptomycin

Chemischer Typ:	Aminoglykosid
Herkunft:	Streptomyces griseus
Angriff:	Hemmung der Proteinsynthese (mRNS, vermutlich „misreading")
Wirkung:	Bakteriostatisch bis bakterizid (Dosis- und Keim-abhängig);
Spektrum:	Unterschiedlich hohe Aktivität gegen g−K, g−B und Mycobacterium tuberculosis; unwirksam gegen Anaerobier (Clostridien!)
Besondere Verwendung:	Tuberkulose (s. S. 96, 97) i.m. Gabe Applikationsart der Wahl, möglichst nach Gewicht dosieren
Kinetik:	Keine Resorption im Magen-Darm-Trakt; $t_{1/2}$ ca. 2 Stunden; Eiweißbindung: etwa 30%; Verteilung: vorwiegend extrazellulär Ausscheidung: glomeruläre Filtration
Nebenwirkungen:	Kumulationsgefahr bei renalen Ausscheidungsstörungen ($t_{1/2}$ mehrere Tage!); Cochlearis- und Vestibularisschäden; neuromuskuläre Blockade (besonders bei intraperitonealer Gabe); Allergien (Kontaktallergie); Superinfektionen (Störung der Darmflora)
Kontraindikationen:	Renale Ausscheidungsstörungen Gravidität (besonders 3.—5. Monat), Säuglinge und Kleinkinder; Kombination mit anderen ototoxischen Substanzen; im Verlauf einer Narkose Apnoe-Gefahr; Myasthenia gravis
Cave:	Vestibularisstörungen ab 3. Behandlungswoche Lokale Applikation (Sensibilisierungsgefahr!)

Aminoglykoside II *(Fortsetzung)*
Gentamycin[1] und und Kanamycin[2]

Chemischer Typ:	Aminoglykosid
Herkunft:	1: Micromonospora purpurea und Echinospora 2: Streptomyces kanamyceticus
Angriff:	Hemmung der Proteinsynthese (mRNS, vermutlich „misreading")
Wirkung:	Bakterizid
Spektrum:	1: Vor allem g−B, g−K, C. diphtheriae; 2: M. tuberculosis, Ps. pyocyanea
Besondere Verwendung:	Bei Resistenz gegen weniger toxische Antibiotika, insbesondere bei Ps. pyocyanea, Aerobacter aerogenes, Klebsiellen, Proteus-Gruppe, Coli; Kanamycin möglichst nur i.m.
Kinetik:	1: $t_{1/2}$ 1,5 Stunden 2: $t_{1/2}$ 4 Stunden 1: Plasmaproteinbindung 30% 2: Plasmaproteinbindung 0% Vorwiegend extrazelluläre Verteilung Ausscheidung: glomeruläre Filtration
Nebenwirkungen:	Ototoxisch, nephrotoxisch; Kontaktallergie; Eosinophilie[2]; neuromuskuläre Blockade
Kontraindikation:	Bei allen banalen Infektionen wegen der hohen Toxizität; Gravidität; gleichzeitige Anwendung mit anderen oto- bzw. nephrotoxischen Antibiotika; im Verlauf einer Narkose (Apnoe-Gefahr); Myasthenia gravis
Cave:	Extreme Vorsicht bei renalen Ausscheidungsstörungen; ältere Patienten (auch ohne Nierenfunktionsstörungen) Dosierung nach kg (Routinetherapie) nicht über 1: 1,5 mg/kg/die 2: 10 mg/kg/die Therapiedauer über 10—14 Tage

Tuberkulostatika I

Streptomycin
(s. S. 93)

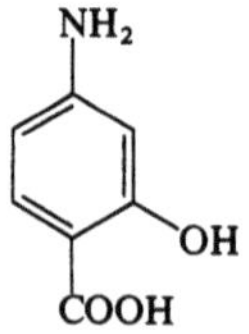

p-Aminosalicylsäure
(Pasalon®)

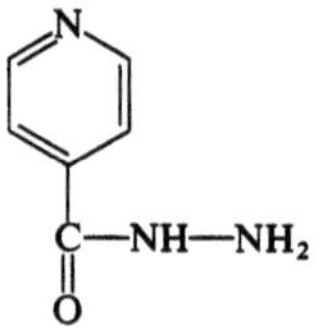

Isoniazid
(Neoteben®)

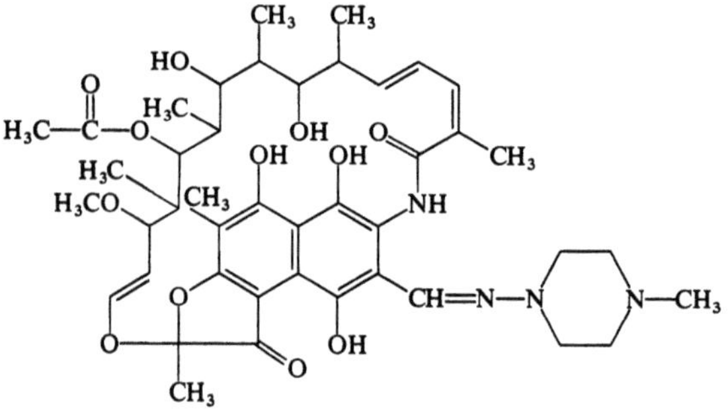

Rifampicin
(Rimactan®)

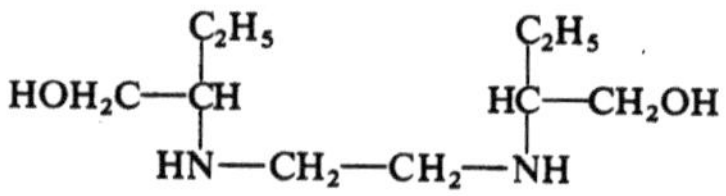

Ethambutol
(Myambutol®)

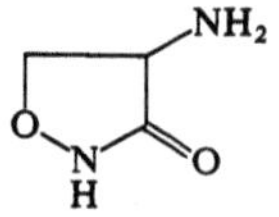

D-Cycloserin
(D-Cycloserin „Roche')

Tuberkulostatika II
(Dosierung und Nebenwirkungen)

p-Aminosalicylsäure
Dosierung: 8—12 g täglich in 3—4 gleichen Dosen (in Kombination mit Isoniazid 4—6 g)

Nebenwirkungen: Störungen des Gastrointestinaltrakts durch lokale Irritation, Absinken des Prothrombinspiegels (durch Vitamin K zu beseitigen), allergische Reaktionen

Isoniazid
Dosierung: 4—5 mg/kg täglich in 3—4 gleichen Dosen, 10—15 mg/kg täglich in sehr schweren Fällen, 10—20 mg/kg für Kinder

Nebenwirkungen: Störungen des ZNS (durch Pyridoxin zu beseitigen), Mundtrockenheit, Irritation des Gastrointestinal- und Urogenitaltrakts

Streptomycin (s. S. 93)
Dosierung: 1 g täglich in einer Dosis

Nebenwirkungen: Schädigung des N. statoacusticus (vor und während der Therapie laufend Hörprüfungen!)

Ethambutol
Dosierung: 15—25 mg/kg täglich in einer Dosis

Nebenwirkungen: Allergische Reaktionen, Leukopenie, Neuritis, Nierenschäden. Verschlechterung der Sehschärfe, Verlust des Grünsehens

Rifampicin
Dosierung: 600 mg täglich in einer Dosis, 10—20 mg/kg für Kinder

Nebenwirkungen: Irritationen des Gastrointestinaltrakts, allergische Reaktionen; kontraindiziert im 1. Trimenon der Gravidität und bei Leberschäden

D-Cycloserin
Dosierung: 500 mg täglich in 2 gleichen Dosen

Nebenwirkungen: Störungen des ZNS (Schwindel, Psychosen, epileptiforme Krämpfe)

Peptid-Antibiotika

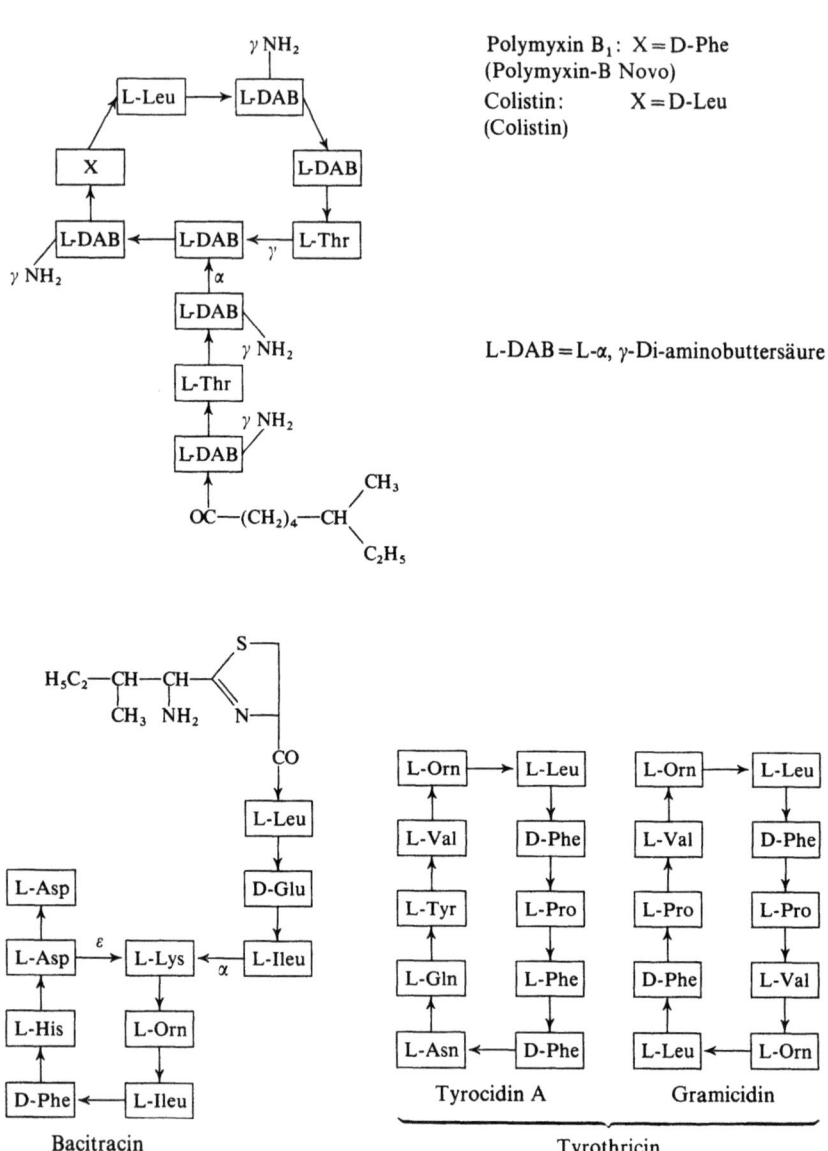

Polymyxin B$_1$: X = D-Phe
(Polymyxin-B Novo)
Colistin: X = D-Leu
(Colistin)

L-DAB = L-α, γ-Di-aminobuttersäure

Bacitracin

Tyrocidin A

Gramicidin

Tyrothricin
(Tyrosolvin®)

Bacitracin und Tyrothricin werden nur lokal angewendet. Dafür eignen sich ferner: Chloramphenicol, Neomycin (+Bacitracin), Gentamycin, Erythromycin.

Polymyxine (Polymyxin B_1[1] und Colistin[2])

Chemischer Typ:	Basische Polypeptide
Herkunft:	1: Bac. polymyxa, 2: Bac. colistinus
Angriff:	Lysis der Zellmembran (Detergentienartige Wirkung durch Bindungsreaktion an Phosphat-Gruppen der Zellmembran)
Wirkung:	Bakterizid (bakteriostatisch)
Spektrum:	g−B, besonders Ps. pyocyanea
Besondere Verwendung:	Ps. pyocyanea; E. coli und andere g−B bei Resistenz gegen weniger toxische Antibiotika
Kinetik:	Keine Resorption aus dem Magen-Darm-Trakt, rasche Resorption nach i.m. Gabe, $t/_2$ 6 Stunden; Ausscheidung: glomeruläre Filtration (60% in 3 bis 4 Tagen)

Nebenwirkungen: Neurotoxizität (Parästhesien, Schwindel, Kopfschmerzen, Lethargie, Reizbarkeit, Ataxie, Seh- und Sprachstörungen)
Nephrotoxizität (Proteinurie, Hämaturie, Anstieg des Rest-N) (Schwere der Reaktion abhängig von Nierenfunktionszustand, Tagesdosis und Therapiedauer);
Infektionswechsel (g + K, Proteus, Hefen);
Allergien; neuromuskuläre Blockade möglich

Kontraindikation: Wegen der hohen Toxizität Anwendung außerhalb eines Krankenhauses

Cave: Nierenfunktionsstörungen (Kumulationsgefahr!);
während einer Narkose (Apnoe-Gefahr);
Myasthenia gravis

Malaria I
(Biologie)

Anopheles:
Durch Stich der Anopheles auf Menschen übertragen

Mensch:
Primäre (exoerythrozytäre) Schizogonie (apathogen) in Leberparenchymzellen

Sekundäre (intraerythrozytäre) Schizogonie (pathogen) in Erythrozyten. Neuinfektion weiterer Erythrozyten durch Merozoiten (= Fieberanstieg)

Erst bei Aufnahme des Erythrozyten durch weibliche Anopheles Weiterentwicklung zu Sporozoiten

Therapiemöglichkeiten

Keine Therapie möglich

Primaquin (T, Q, Tr)
Proguanil (Tr)
Pyrimethamin (Tr)

Chloroquin (T, Q, Tr)
Proguanil

Chloroquin (T, Q)
Proguanil (T, Q)
Primaquin (T, Q, Tr)

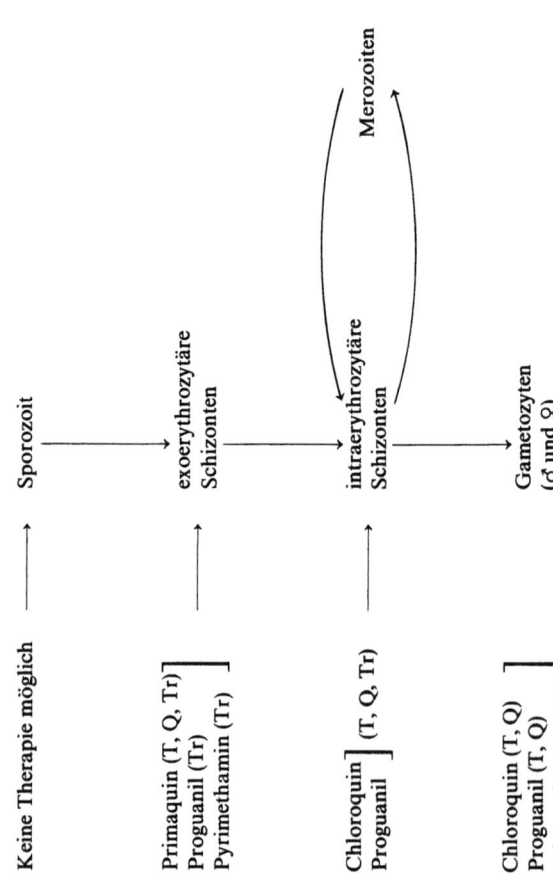

Dauer der exoerythrozytären Schizogonie:
Malaria tertiana: Plasmodium vivax und ovale (T) bis zu 2 Jahren
Malaria quartana: Plasmodium malariae (Q) unbegrenzt
Malaria tropica: Plasmodium falciparum (Tr) nur bis zum Blutbefall

100

Malaria II

1. 4-Aminochinoline

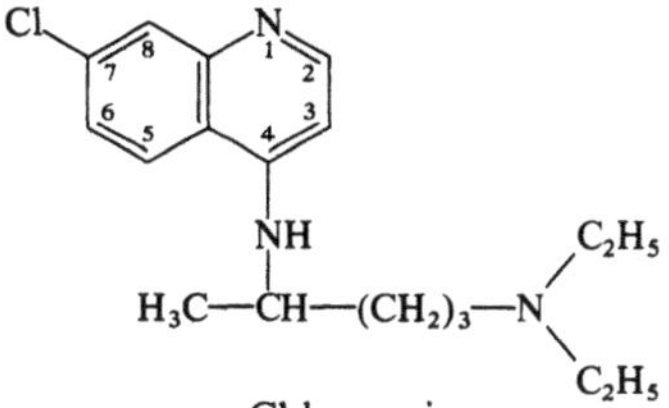

Chloroquin
(Resochin®)

2. 8-Aminochinoline

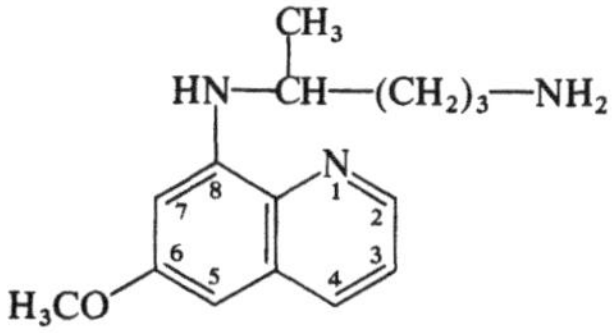

Primaquin
(Primaquine-Bayer®)

3. Biguanide

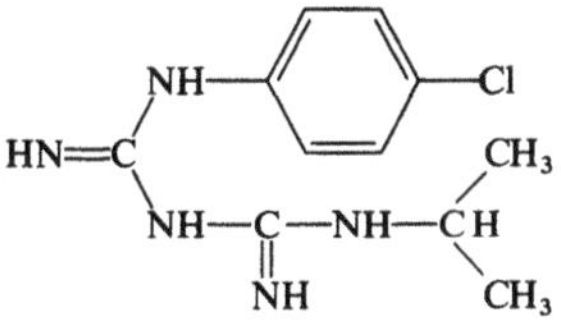

Proguanil
(Paludrine®)

4. Diaminopyrimidine

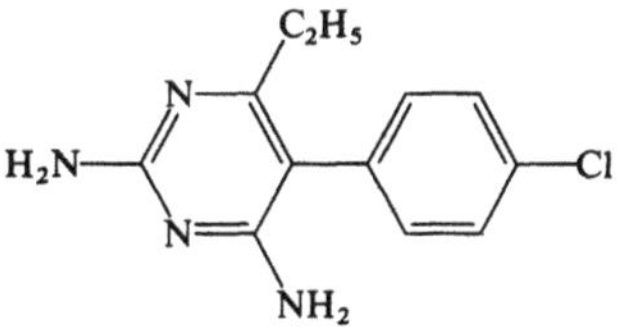

Pyrimethamin
(Daraprim®)

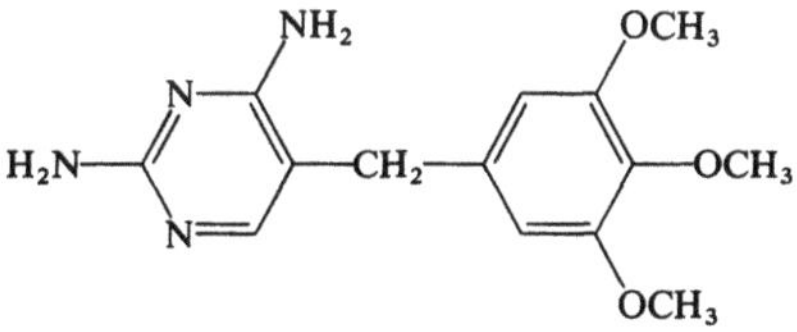

Trimethoprim
(s. S. 83)

Chemotherapie von Pilzinfektionen

Name	Formel	Anwendung
Amphotericin B (Ampho-Moronal®)	Struktur unbekannt $C_{46}H_{73}NO_{20}$	Aspergillus, Blastomyces, Cryptococcus, Candida (lokal)
Nystatin (Moronal®)	Polyen-Struktur $C_{46}H_{71}NO_{18}$	Candida (lokal)
Griseofulvin (Likuden®)		Trichophyton, Mikrosporen, Epidermophyton (systemisch)
Tolnaftat (Tonoftal®)		Dermatomykosen, besonders Interdigitalmykosen (lokal)
5-Brom-salicyl-säure-(4-chlor-anilid) (Multifungin®)		Dermatomykosen (lokal)
Buclosamid (Jadit®)		Dermatomykosen (lokal) Photosensibilisierende Substanz
Dibenzthion (Fungiplex®)		Dermatomykosen (lokal)

Anthelminthika

Piperazin
(Uvilon®)

Ind.: Ascariden und Oxyuren
Erwachsene: je 3,5 g an 2 aufeinanderfolgenden Tagen (bei Ascariden) oder an 4 aufeinanderfolgenden Tagen (bei Oxyuren)
Kinder unter 6 Jahren: 75 mg/kg an 2 aufeinanderfolgenden Tagen

Pyrviniumpamoat
(Molevac®)

Ind.: Oxyuren
Einmalig 5 mg/kg Pyrviniumpamoat bis zu einer Gesamtdosis von 350 mg. Evtl. nach 2 Wochen wiederholen

Niclosamid
(Yomesan®)

Ind.: Cestoden
Erwachsene: 2 g
Kinder (2—8 Jahre): 1 g } einmalig
Kinder (2 Jahre): 0,5 g

Mittel gegen Trichomonaden

Metronidazol
(Clont®)

Ind.: Lamblien und Trichomonaden
0,5—0,75 g täglich für 10 Tage

Desinfektionsmittel

	Händedesinfektion		Wäsche (auch bei Tbc)	Flächen, Räume	Ausscheidungen	Wasser
	hygienisch	chirurgisch				
1. Phenolderivate, Kresole, halogenierte Phenole						
a) Kresole (z.B. Lysol®)	—	—	1—2% 4—12 Stunden	2—5% 4—6 Stunden	—	—
b) Chlorkresol und Arylphenole (Baktol®)	2% 2 min	—	1,5—4% 4—12 Stunden	1,5—5% 4—6 Stunden	—	—
c) halogenierte Phenole (Amocid®)	1% 2 min	—	1% 12 Stunden	0,5—2% 4—6 Stunden	5% 3—4 Stunden	—
d) alkylierte, arylierte, aralkylierte und halogenierte Phenole (Sagrotan®)	2% 2 min	—	1,5—4% 4—12 Stunden	2—5% 4—6 Stunden	—	—
2. Alkohole						
a) Äthanol	70% 1 min	80% 5 min	—	—	—	—
b) Isopropanol	60% 1 min	70% 5 min	—	—	—	—
c) n-Propanol	50% 1 min	60% 5 min	—	—	—	—
3. Aldehyde						
Formaldehyd	—	—	1,5—3% 4—12 Stunden	2—3% 4—6 Stunden	—	—

Desinfektionsmittel *(Fortsetzung)*

4. Halogene und halogenhaltige Stoffe

a) Chlor	—	—	—	0,1—0,3 mg/l
b) Tosylchloramid (Chloramin 80®)	0,5% 2 min	—	3% 4 Stunden	0,5—1% 4—6 Stunden	4%
c) 2,4-Dichlor-benzylalkohol (in Rapidosept®)	3 ml 1 min	2 × 5 ml 5 min	—	—	—
d) halogenierte Phenole (s. oben)					

5. Oxydierende Stoffe

a) Chlor und Chlorverbindungen (s. oben)					
b) Ozon	—	—	—	—	0,1—0,3 mg/l

6. Oberflächenaktive Stoffe

a) Seife	—	zusätzlich zu Alkohol	—	—	—
b) Invertseifen z. B. Benzalkonium-chlorid (Zephirol®)	2% 2 min	—	—	—	—

7. Amphotere Verbindungen

Ampho-Tenside (Tego 103 S®)	2% 2 min	2 × 5 ml 5 min	2% 12 Stunden	2—5% 4—6 Stunden	—

Für behördlich angeordnete Entseuchungen dürfen nach §41 Bundesseuchengesetz nur Mittel und Verfahren Anwendungen finden, die in einer Liste des Bundesgesundheitsamtes veröffentlicht sind (Bundesgesundheitsblatt 1971, S. 309).

Harnwegs- und Darmdesinfizientien

Harnwege

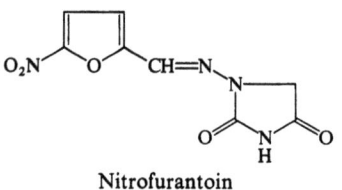

Methenaminmandelat
(Mandelamine®)

Nitrofurantoin
(Furadantin®)

Nalidixinsäure
(Nogram®)

Darm

Phanquinon
(in Mexaform® plus)

Chlorjodhydroxychinolin
(Vioform®)

Zytostatika

1. Alkylierende Substanzen

a) N-Lost-Derivate

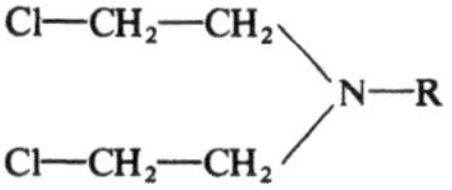

Name	R
Chlormethin (Dichloren®)	—CH_3
Chlorambucil (Leukeran)	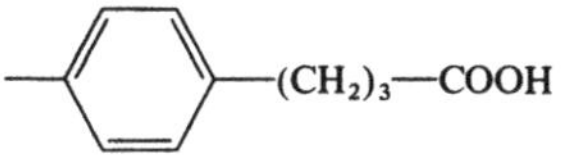 —⟨C₆H₄⟩—$(CH_2)_3$—COOH
Melphalan (Alkeran®)	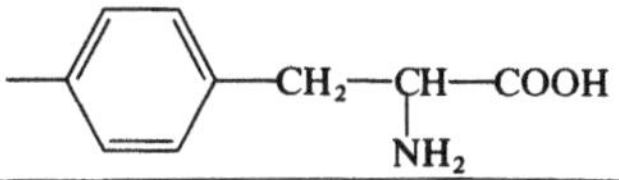 —⟨C₆H₄⟩—CH_2—CH(NH$_2$)—COOH
Cyclophosphamid (Endoxan®)	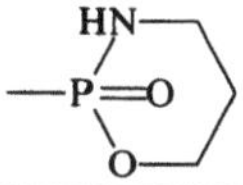 (cyclic phosphamide structure)

b) Äthylenimine

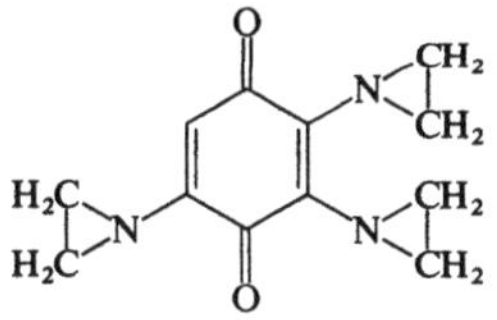

Triaziquon (Trenimon®)

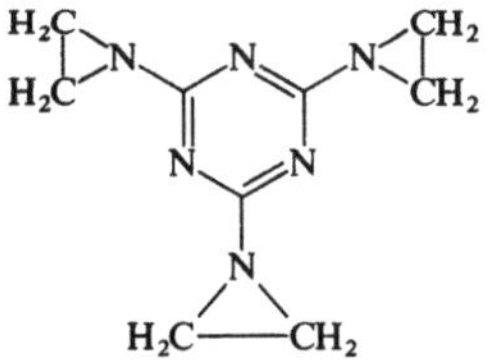

Tretamin (TEM-Lederle)

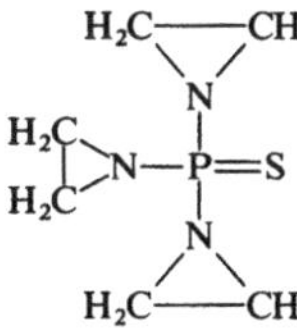

Thio-TEPA (Tespamin®)

c) Alkylsulfonate

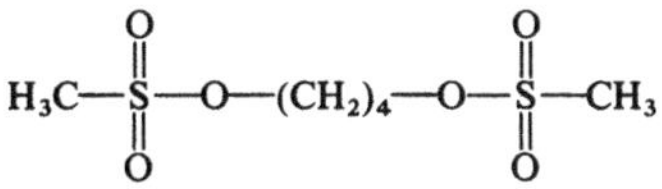

Busulfan (Myleran®)

Zytostatika (Fortsetzung)

2. Antimetabolite

a) Folsäure-Analoge

R = —H Aminopterin
R = —CH₃ Methotrexat

b) Purin-Analoge

c) Pyrimidin-Analoge

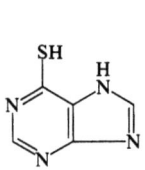

Mercaptopurin
(Puri-nethol®)

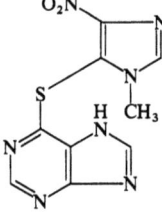

Azathioprin
(Imurek®)

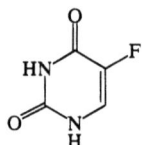

Fluoruracil
(Fluorouracil „Roche"®)

3. Verschiedene

Vinca-Alkaloide:	Vinblastin (Velbe®)
	Vincristin
Antibiotika:	Actinomycin D
	Daunomycin (Daunoblastin®)
Enzyme:	L-Asparaginase (Crasnitin®)
Methylhydrazine:	Procarbazin (Natulan®)
Hormone:	Glucocorticoide (s. S. 112)
	Oestrogene (s. S. 113, 114)
	Gestagene (s. S. 115)
	Androgene (s. S. 117)
Radioisotope:	^{32}P, ^{125}J, ^{131}J, ^{198}Au

Steroid-Nomenklatur

Steran
(alle Steroide)

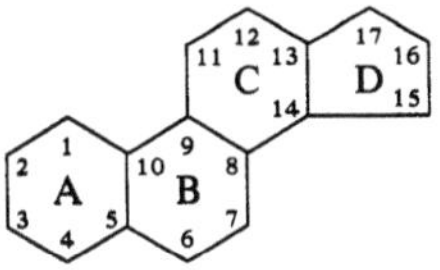

Oestran
(Oestrogene)

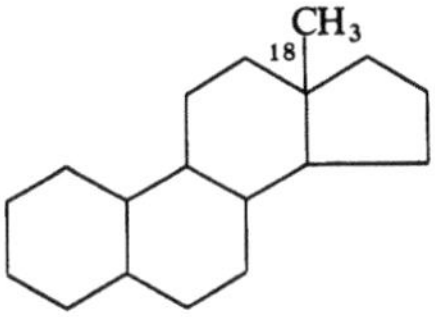

Androstan
(Androgene)

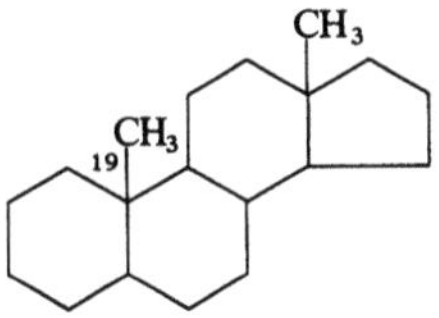

Pregnan
(Gestagene und NNR-Hormone)

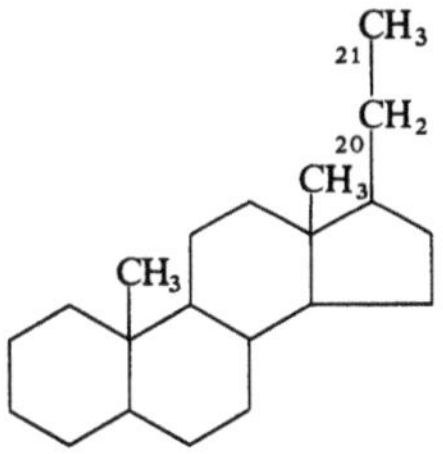

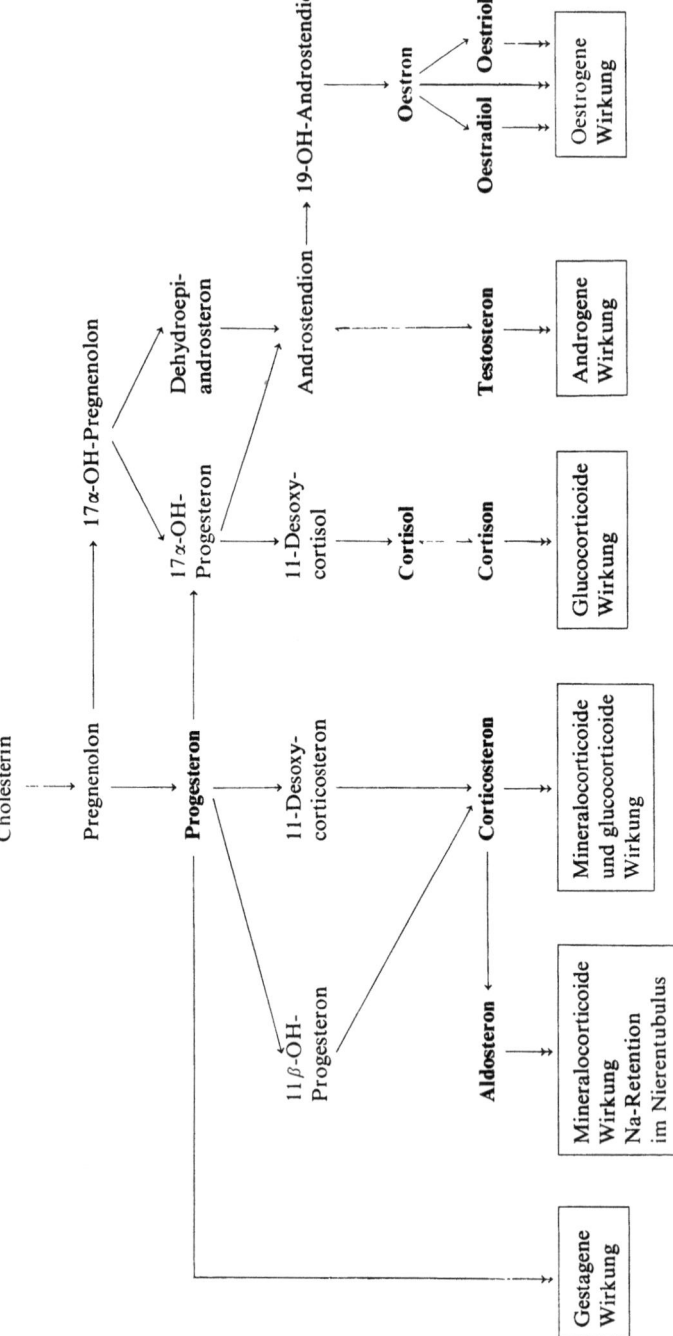

Natürliche Corticosteroide

Grundskelett

Name	C_{11}	C_{13}	$C_{17\alpha}$	G	M
Cortisol = Hydrocortison (Ficortril®)	—OH	—CH$_3$	—OH	+	
Cortison (Scheroson®)	=O	—CH$_3$	—OH	+	(+)
Corticosteron	—OH	—CH$_3$	—H	(+)	+
11-Desoxy-corticosteron	—H	—CH$_3$	—H		+
Aldosteron[1] (Aldocorten®)	—OH	—C(=O)H	—H		++

[1] Kommt auch in der Hemiacetalform C_{11}—C_{13} vor.
G = glucocorticoide Wirkung,
M = mineralocorticoide Wirkung.

Synthetische Glucocorticoide

Grundskelett

Name	C_6	$C_{9\alpha}$	C_{11}	$C_{16\alpha}$	$C_{16\beta}$
Prednison (Decortin®)	—H	—H	=O	—H	—H
Prednisolon (Decortin-H®)	—H	—H	=OH	—H	—H
Methylprednisolon (Urbason®)	—CH$_3$	—H	—OH	—H	—H
Dexamethason (Millicorten®)	—H	—F	—OH	—CH$_3$	—H
Betamethason (Celestan®)	—H	—F	—OH	—H	—CH$_3$
Prednyliden (Decortilen®)	—H	—H	—OH	=CH$_2$	
Triamcinolon (Volon®)	—H	—F	—OH	—OH	—H
Fluo-cinolonacetonid (Jellin® [1])	—F	—F	—OH	—OH	—H
Fluocortolon (Ultralan® [1])	—F	—H	—OH	—CH$_3$	—H

[1] Nur lokale Anwendung.

Oestrogene I

(mit Steroidstruktur)

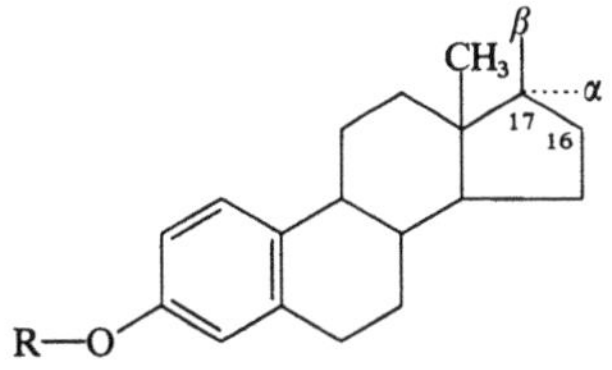

Grundskelett

Name	R	C_{16}	$C_{17\alpha}$	$C_{17\beta}$

A. Natürlich

Oestron	—H	—H		=O
Oestriol (Ovestin®)	—H	—OH	—H	—OH
Oestradiol (Ovocyclin®)	—H	—H	—H	—OH

Oestradiolester:				
Ovocyclin® M	—benzoat	—H	—H	—OH
Ovocyclin® Amp.	—propionat	—H	—H	—O—propionat
Progynon® Depot 10 mg	—H	—H	—H	—O—valerianat
Progynon® Depot 100 mg	—H	—H	—H	—O—undecylenat
Depofemin®	—H	—H	—H	—O—cypionat

B. Synthetisch

Aethinyloestradiol[1] (Progynon® C)	—H	—H	—C≡CH	—OH
Mestranol[1]	—CH$_3$	—H	—C≡CH	—OH

[1] Oral wirksam.

Oestrogene II

C. Nichtsteroide Verbindungen

Es gibt Präparate zur oralen, bukkalen, parenteralen und lokalen Anwendung

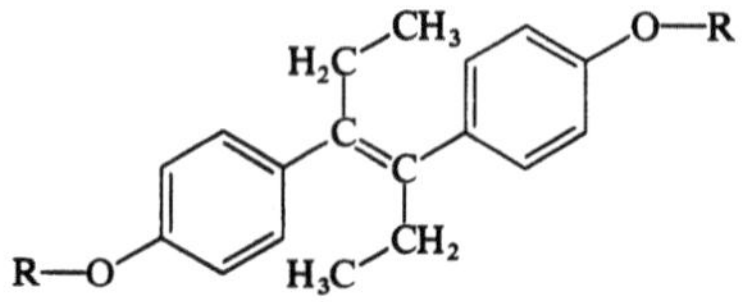

Grundskelett

Name	—R
Diaethylstilboestrol (Cyren®-A)	—H
Diaethylstilboestrolpropionat (Cyren®-B-forte)	—C(=O)—C$_2$H$_5$
Diaethylstilboestroldiphosphat (Honvan®)	—P(=O)(OH)$_2$

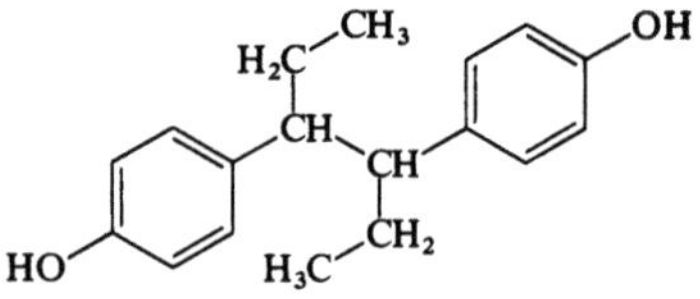

Hexoestrol

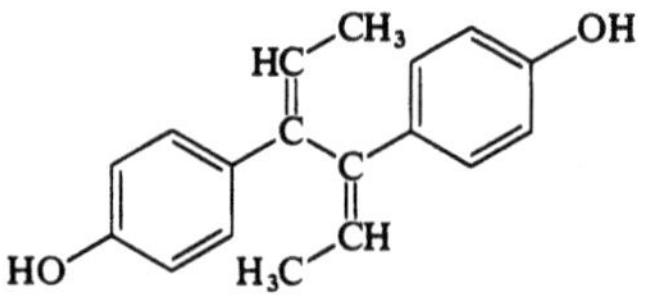

Dienoestrol (Oestroral®)

Oestrogen-Antagonist:

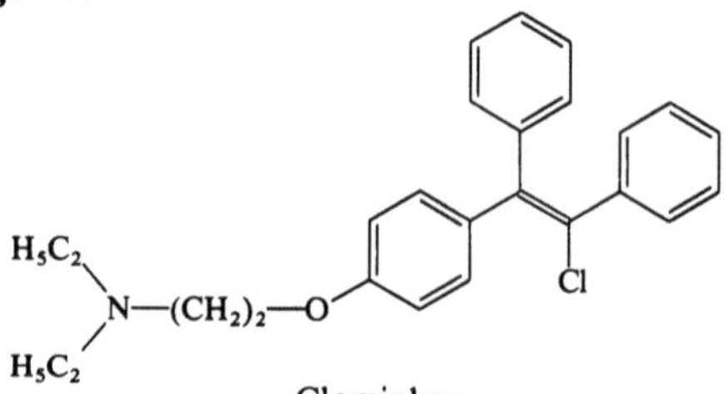

Clomiphen (Dyneric®)

Gestagene

Grundskelett

Name	C_3	C_6	C_{10}	C_{13}	$C_{17\alpha}$	$C_{17\beta}$	Δ

A. Natürlich

Name	C_3	C_6	C_{10}	C_{13}	$C_{17\alpha}$	$C_{17\beta}$	Δ
Progesteron (Proluton®)	=O	—H	—CH$_3$	—CH$_3$	—H	—OC—CH$_3$	—

B. Synthetisch

Name	C_3	C_6	C_{10}	C_{13}	$C_{17\alpha}$	$C_{17\beta}$	Δ
Hydroxy-progesteron-capronat (Proluton®-Depot)	=O	—H	—CH$_3$	—CH$_3$	—O–CO—(CH$_2$)$_4$—CH$_3$	—OC—CH$_3$	—
Norethisteron-acetat[1] (Primolut®-Nor)	=O	—H	—H	—CH$_3$	—C≡CH	—O–CO—CH$_3$	—
Ethynodiol-diacetat[1] (in Ovulen®)	—O–CO—CH$_3$	—H	—H	—CH$_3$	—C≡CH	—OC—CH$_3$	—
Lynestrenol[1] (in Lyndiol®)	—H, —H	—H	—H	—CH$_3$	—C≡CH	—OH	—
Megestrol-acetat[1] (in Planovin®)	=O	—CH$_3$	—CH$_3$	—CH$_3$	—O–CO—CH$_3$	—OC—CH$_3$	6
Norgestral[1] (in Neogynon®)	=O	—H	—H	—C$_2$H$_5$	—C≡CH	—OH	—

[1] Oral wirksam.

Orale Kontrazeptiva

Kombinationsbehandlung

Orlest®	0,05 mg Ä	1 mg Norethisteronacetat
Etalontin®	0,05 mg Ä	2,5 mg Norethisteronacetat
Anovlar®	0,05 mg Ä	4 mg Norethisteronacetat
Planovin®	0,05 mg Ä	4 mg Megestrolacetat
Neogynon®	0,05 mg Ä	0,25 mg Norgestral
Eugynon®	0,05 mg Ä	0,5 mg Norgestral
Lyndiol®	0,05 mg Ä	2,5 mg Lynestrenol
Ortho-Novum® 1/50	0,05 mg M	1 mg Norethisteron
Noracyclin®	0,075 mg M	2,5 mg Lynestrenol
Ortho-Novum® 2 mg	0,1 mg M	2 mg Norethisteron
Ovulen®	0,1 mg M	1 mg Ethynodioldiacetat
Sistometril®	0,15 mg M	5 mg Lynestrenol

Zweiphasenbehandlung

Kombiquens®	0,1 mg Ä	0,1 mg Megestrolacetat
		(1,0 mg Megestrolacetat)
Oraconal®	0,1 mg Ä	0,1 mg Megestrolacetat
		(1,0 mg Megestrolacetat)
Menoquens®	0,1 mg Ä	
	(0,1 mg Ä	1,0 mg Megestrolacetat)

Ä = Äthinyloestradiol. M = Mestranol. ( ) = Kombination in der 2. Phase.

Medikamentöse Ovulationsauslösung

Gonadotropine (HMG und HCG)	Sterilität infolge hyponormogonadotroper Ovarialinsuffizienz	Substitution
LH/FSH-RH (s. S. 126)		Gonadotropin-Produktion und/oder—Freisetzung
Clomiphen (s. S. 114)		Stimulation der Gonadotropin-Produktion
		Einfluß auf Steroid-Biosynthese
		Sensibilisierung des Ovars für Gonadotropine

Androgene

Grundskelett

Name	$C_{1\alpha}$	C_9	C_{11}	$C_{17\alpha}$	$C_{17\beta}$	Δ
A. Natürlich						
Testosteron (Testoviron® T)	—H	—H	—H	—H	—OH	4
B. Synthetisch						
Depotwirkung						
Testosteronpropionat (Perandren®)	—H	—H	—H	—H	—OC(=O)—CH$_2$—CH$_3$	4
Testosteronoenanthat (Testoviron®-Depot)	—H	—H	—H	—H	—OC(=O)—(CH$_2$)$_5$—CH$_3$	4
Testosteroncypionat (Depovirin®)	—H	—H	—H	—H	—OC(=O)—(CH$_2$)$_2$—cyclopentyl	4
Oral wirksam						
Methyltestosteron (Perandren®-Linguetten®)	—H	—H	—H	—CH$_3$	—OH	4
Fluoxymesteron (Ultandren®)	—H	—F	—OH	—CH$_3$	—OH	4
Mesterolon (Proviron®)	—CH$_3$	—H	—H	—H	—OH	—

Androgenantagonist

Cyproteron-acetat
(Androcur®)

Steroide mit anaboler Wirkung

Grundskelett

(Siehe folgende Seite)

Steroide mit anaboler Wirkung (*Fortsetzung*)

Name	C_1	C_3	C_4	$C_{17\alpha}$	$C_{17\beta}$	Δ	Anwendung
Nandrolondecanoat[1] (Deca-Durabolin®)	–H	=O	–H	–H	–OC(=O)–(CH$_2$)$_8$–CH$_3$	4	parenteral
Chlortestosteron-acetat (Steranabol®)	–H	=O	–Cl	–H	–OC(=O)–CH$_3$	4	parenteral
Meth-andriol-bis-oenanthoylacetat (Notandron®-Depot)	–H	–OH	–H	–CH$_3$	–OC(=O)–CH$_2$–CO–(CH$_2$)$_5$–CH$_3$	5	parenteral
Metenolon-oenanthat (Primobolan Depot®)	–CH$_3$	=O	–H	–H	–OC(=O)–(CH$_2$)$_5$–CH$_3$	1	parenteral
Metenolon-acetat (Primobolan®)	–CH$_3$	=O	–H	–H	–OC(=O)–CH$_3$	1	parenteral und per os
Methandienon (Dianabol®)	–H	=O	–H	–CH$_3$	–OH	1,4	parenteral und oral
Thiomesteron (Emdabol®)	uC_7: –S–CO–CH$_3$	=O	–H	–CH$_3$	–OH	4	oral

1 CH$_3$-Gruppe an C_{10} fehlt.

Schilddrüse

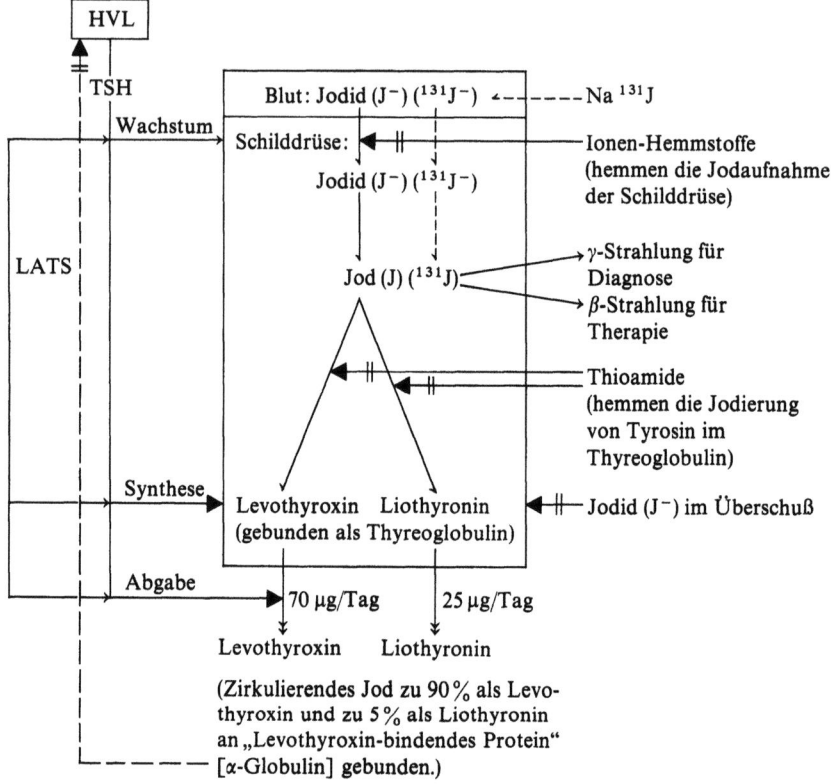

LATS: Long acting thyroid stimulator. Wirkt wie TSH, nur länger.
γ-Globulin, nur bei Erkrankung der Schilddrüse zu finden.

Schilddrüse *(Fortsetzung)*

Schilddrüsen-Hormone

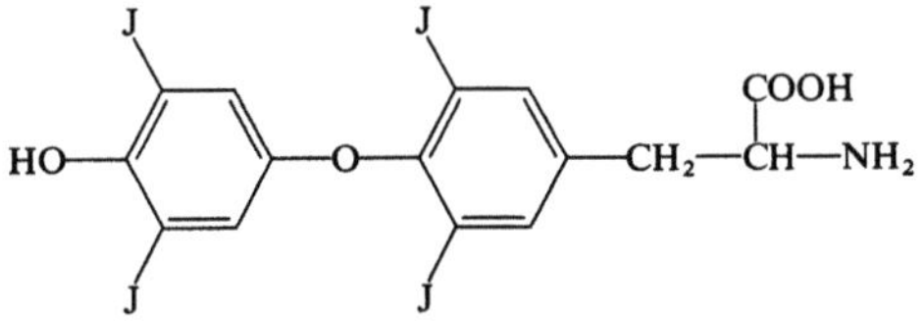

Levothyroxin

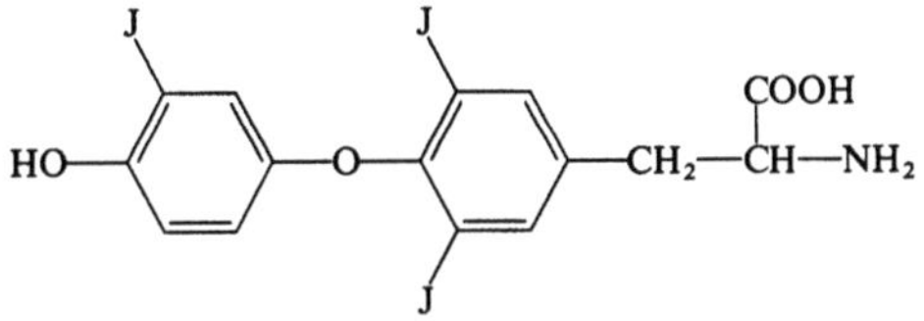

Liothyronin
(Thybon®)

Thioamide

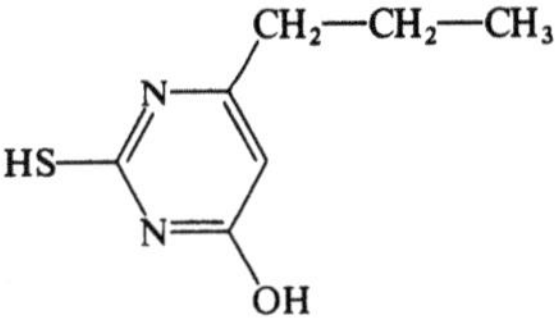

Propylthiouracil
(Propycil®)

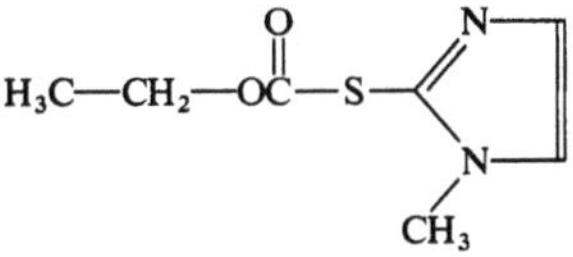

Carbimazol
(Neo-Thyreostat®)

Ionen-Hemmstoffe

$NaClO_4$
Na-Perchlorat
(Irenat®)

Hypophysen-Hormone I

Wachstumshormon = STH

Vorkommen: Acidophile Zellen (mit kleinen Granula) des HVL

Art: Artspezifisches Glykoproteid (lineares Polypeptid, 188 Aminosäuren)

Bildung und Freisetzung durch: STH-Releasing-Hormon (STH-RH) des Hypothalamus (Reflexe? Humorale Reize?)

Steuerung und Rückkopplung: Glucose und Glucocorticoide $(-)$, körperliche Belastung, Fasten, bestimmte Aminosäuren, Stress, Catecholamine $(+)$

Wirkung: Wachstumsförderung, Proteinanabolismus, Fettabbau, diabetogen, Retention von Na, P, K (Ca), Stimulierung der Kollagensynthese und des Knorpelwachstums
Bei Mangel: Hypophysärer Zwergwuchs

Anwendung: Wegen der artspezifischen Wirkung nur Anwendung des menschlichen STH möglich
Indikationen: Substitution bei hypophysären Wachstumsstörungen

Thyreotropes Hormon = TSH

Vorkommen: Basophile Zellen des HVL

Art: Artspezifisches Glykoproteid

Bildung und Freisetzung durch: Hypothalamisches Thyreotropin Releasing Hormon (TSH-RH): Tripeptid, Synthese gelungen (s. S. 126)

Steuerung und Rückkopplung: Schilddrüsenhormone $(-)$

Wirkung: Schilddrüsensteuerung s. S. 120

Anwendung: Funktionsdiagnose der Schilddrüse (erhöhte ^{131}-Aufnahme)

Adrenocorticotropes Hormon = ACTH (Acethropan®)

Vorkommen: Basophile Zellen des HVL

Art: Artspezifisches Polypeptid, 39 Aminosäuren (s. S. 126) glandotrop und effektorisch (?). Wirksame Teilsequenz ohne allergisierende Wirkung: β^{1-24}-Corticotropin (Cortrophin-S® Depot)

Hypophysen-Hormone I *(Fortsetzung)*

Bildung und Freisetzung durch: Hypothalamisches Corticotropin Releasing Hormon (CRH)
CRH α: schwach wirksam, ähnlich dem Lysin-Vasopressin
CRH β: hochwirksam, ähnlich dem MSH

Steuerung und Rückkopplung: Glucocorticoide ($-$), verschiedene Reize von der Peripherie ($\pm$), Tageszeit ($+$), Stress ($+$), ACTH ($\pm$)

Wirkung: 1. Glanduläre Wirkung: vorwiegend Glucocorticoid- und Androgensynthese in NNR, NNR-Wachstum
2. Effektorische Wirkung: Lipolyse

Anwendung: Diagnostisch: Funktionsprüfung der NNR
Therapeutisch: Stimulierung der Glucocorticoidproduktion

Follikel-stimulierendes Hormon = FSH (Humegon ®)

Vorkommen: Basophile Zellen des HVL

Art: Artspezifisches Glykoproteid, glandotrop

Bildung und Freisetzung durch: Hypothalamisches FSH-Releasing Hormon (LH/FSH-RH) (s. S. 126)

Steuerung und Rückkopplung: Oestrogene ($-$), nervale Reize ($+$)

Wirkung: Wachstum der Sekundär- und Tertiärfollikel, Entwicklung der Tubuli semniferi, Stimulierung der Spermatogenese
Bei Mangel: Anovulation, Hypo-Azoospermie, Ovulationsauslösung, Oestrogenbildung

Anwendung: Bei Sterilität infolge hypo- und normogonadotroper Ovarialinsuffizienz. Bei männlicher Infertilität infolge hypothalamisch/hypophysärer Insuffizienz

Luteinisierendes Hormon = LH = ICSH

Vorkommen: Basophile (chromophobe?) Zellen des HVL

Art: Artspezifische Glykoproteid, glandotrop

Bildung und Freisetzung durch: Hypothalamisches LH-Releasing Hormon (LH/FSH-RH) (s. S. 126)

Steuerung und Rückkopplung: Progesteron ($-$), Oestrogene ($+$), Ovulationsauslöser ($+$)

Hypophysen-Hormone I *(Fortsetzung)*

Wirkung: Terminale Follikelreifung, Ausbildung des Corpus luteum, Bildung von Progesteron, Bildung der Androgene in den Leydigschen Zellen

Anwendung: Kryptorchismus

Prolactin = LTH

Vorkommen: Acidophile Zellen (mit großen Granula) des HVL

Art: Artspezifisches Glykoproteid, glandotrop

Bildung und Freisetzung durch: Hypothalamisches Prolactin-Releasing-Hormon (PRH) vermutet, Prolactin Inhibiting Hormon (PIH) gesichert

Steuerung und Rückkopplung: Oestrogene, Thyroxin, Progesteron, Testosteron, Cortisol, Psychopharmaka (+), (durch PIH-Hemmung)

Wirkung: Beim Menschen noch weitgehend unbekannt
Beim Tier: luteotrop, mammotrop, lactogen (Wirkung auf Milchdrüse zusammen mit STH)
Bei Mangel: Galaktorrhoe

Choriongonadotropin = HCG (Predalon®)

Vorkommen: Plazenta

Art: Artspezifisches Glykoproteid

Bildung und Freisetzung durch: ?

Steuerung und Rückkopplung: ?

Wirkung: LH-Wirkung

Melanotropes Hormon = MSH

Vorkommen: im HML oder HVL mit ACTH

Art: Polypeptid (s. S. 126)

Bildung und Freisetzung: Existenz eines hypothalamischen MSH-RH und MSH-IH noch nicht sicher

Steuerung und Rückkopplung: Wie ACTH

Hypophysen-Hormone I *(Fortsetzung)*

Wirkung: Pigmentgranulaausbreitung, Melaninbildung, von Bedeutung für die Dunkeladaption des Auges?, lipolytisch
Bei Mangel keine Pigmentierung

Oxytocin (Syntocinon ®)

Vorkommen: Bildung im Hypothalamus (Nucleus supraopticus und paraventricularis), Speicherung im HHL

Art: Octapeptid (s. S. 126)

Freisetzung: Sensorische Reize von Vagina, Cervix und Mammillen (Saugakt) (+)

Steuerung und Rückkopplung: Wie bei Bildung und Freisetzung

Wirkung: Regulator der Uterusaktivität, während der Geburt (hormonale Konditionierung wichtig!), Milchejektion, in großen Dosen Erschlaffung der Gefäßmuskel

Anwendung: Geburtseinleitung, Wehenschwäche, postpartale Uterusblutungen, Laktationsschwäche, Milchstauung

Antidiuretisches Hormon = ADH (Pitressin ®)

Vorkommen: Wie Oxytocin

Art: Octapeptid (s. S. 126)

Freisetzung: bei Anstieg des osmotischen Drucks im Plasma über hypothalamische Osmorezeptoren

Wirkung: Physiologisch: Steuerung der Wasser-Reabsorption im distalen Tubulus (s. S. 71)
Pharmakologisch: Vasokonstriktion, Gallenblasenkontraktion, verstärkte Peristaltik, Stimulation der ACTH-Abgabe
Bei Mangel: Diabetes insipidus

Anwendung: Therapeutisch: Diabetes insipidus, Oesophagusvarizenblutung

Diagnostisch: Diabetes insipidus

Hypophysen-Hormone II

ACTH

Ser-Tyr-Ser-Met-Glu-His-Phe-Arg-Trp-Gly-Lys-Pro-Val-Gly-Lys-Lys-Arg-Arg-
Pro-Val-Lys-Val-Tyr-Pro-Asp-Ala-Gly-Glu-Asp-Gln-Ser-Ala-Glu-Ala-Phe-Pro-
Leu-Glu-Phe

β-MSH

Ala-Glu-Lys-Lys-Asp-Glu-Gly-Pro-Tyr-Arg-Met-Glu-His-Phe-Arg-Trp-Gly-Ser-
Pro-Pro-Lys-Asp

Oxytocin

```
   ┌─────S───S─────┐
   Cys-Tyr-Ile-Gln-Asn-Cys-Pro-Leu-Gly—NH₂
```

Antidiuretisches Hormon (ADH)

```
   ┌─────S───S─────┐
   Cys-Tyr-Phe-Gln-Asn-Cys-Pro-Arg-Gly—NH₂
```

Thyreotropin releasing hormone (TRH)

⌐Glu-His-Pro—NH₂

LH und FSH releasing hormone (LH/FSH − RH)

⌐Glu-His-Trp-Ser-Tyr-Gly-Leu-Arg-Pro-Gly—NH₂

⌐Glu = Pyroglutaminsäure

Insulin

Handelsname	Zusammensetzung/ml	Löslichkeit	pH	Wirkungs-eintritt nach Stunden	Wirkungs-dauer in Stunden
1. Kurze Wirkungsdauer					
Insulin „Hoechst"®	40 bzw. 80 IE Kristallinsulin	Klare Lösung	3	1–2	4–6
Insulin Novo Actrapid®	40 IE Kristallinsulin	Klare Lösung	7	$\frac{1}{2}$–1	4–6
2. Mittlere Wirkungsdauer					
Depot-Insulin „Hoechst"®	40 IE Kristallinsulin + 0,167 mg Surfen®	Klare Lösung	3	2–6	10–16
Insulin Novo Semilente®	40 IE amorphes Insulin + 2 mg Zink/1000 IE	Suspension	7	3–4	9–14
3. Lange Wirkungsdauer					
Long-Insulin „Hoechst"®	11 IE amorphes Insulin, 29 IE Kristallinsulin, 0,046 mg Surfen®	Suspension	7	3–8	18–24
Insulin Novo Ultralente®	40 IE Insulin-Mikrokristalle + 2 mg Zink/1000 IE	Suspension	7	6–10	24–30

Stoffwechselstörungen bei Diabetes mellitus

1. *Hyperglykämie (+Glucosurie)* durch mangelhaften Verbrauch und Überproduktion von Glucose
   a) Transportrate von Glucose durch bestimmte Zellmembranen stark reduziert
   b) Einbau von Glucose in Glykogen in Skelettmuskel und Leber, wahrscheinlich auch in Fettzelle stark reduziert
   c) Umwandlung von Protein zu Glucose abnorm hoch

2. *Hyperlipämie und Ketonämie (+Ketonurie)*
   a) Gesteigerte Mobilisation von Fett aus peripheren Depots
   b) Verminderte Fähigkeit der Leber, Fettsäuren zu synthetisieren, daher verstärkte Bildung von Ketonkörpern und deren Abgabe ins Blut und Ausscheidung im Urin

3. *Azoturie*
   Umwandlung großer Mengen von Protein zu Glucose, daher vermehrte Produktion und Ausscheidung von Ammoniak und Harnstoff

Bei der Insulin-Therapie zu beachten:
  Insulin kühl (ca. 4 °C) aufbewahren
  Suspensionen vor Gebrauch schütteln
  Angegebene Ablaufzeit beachten
  Verschiedene Insulin-Präparate nicht mischen

Oral wirksame Antidiabetika

1. Sulfonylharnstoffe

Tolbutamid
(Rastinon®)

Glibornurid
(Glutril®)

Glibenclamid
(Euglucon® 5)

2. Biguanide

Grundskelett

Name	R
Phenformin (Dipar®)	—C₆H₅ (phenyl)
Buformin (Silubin®)	$-C_2H_5$

Wirkungsmechanismus der oral wirksamen Antidiabetika

1. *Sulfonylharnstoffe*
   Freisetzung von Insulin aus Inselzellen

2. *Biguanide*
   Wirkungsmechanismus nicht bekannt. Evtl. Steigerung der anaeroben Glykolyse

Peptid-Hormone

Insulin (β-Zellen des Pankreas)

Gly–Ile–Val–Glu–Gln–Cys–Cys–Ala–Ser–Val–Cys–Ser–Leu–Tyr–Gln–Leu–Glu–Asn–Tyr–Cys–Asn.
  |___S—S___| |
                                 S
                                 |
                                 S
Phe–Val–Asn–Gln–His–Leu–Cys–Gly–Ser–His–Leu–Val–Glu–Ala–Leu–Tyr–Leu–Val–Cys–Gly–Glu–Arg–Gly–Phe–Phe–Tyr–Thr–Pro–Lys–Ala

Glucagon (α-Zellen des Pankreas)

His–Ser–Gln–Gly–Thr–Phe–Thr–Ser–Asp–Tyr–Ser–Lys–Tyr–Leu–Asp–Ser–Arg–Arg–Ala–Gln–Asp–Phe–Val–Gln–Trp–Leu–Met–Asn–Thr.

Calcitonin (C-Zellen der Schilddrüse)

       |__S—S__|
Cys–Ser–Asn–Leu–Ser–Thr–Cys–Val–Leu–Ser–Ala–Tyr–Trp–Arg–Asn–Leu–Asn–Asn–Phe–His–Arg–Phe–Ser–Gly–Met–Gly–Phe–Gly–Pro–
Glu–Thr–Pro—NH$_2$

ACTH
β-MSH
Oxytocin
Antidiuretisches Hormon (ADH)
Thyreotropin releasing hormone
LH und FSH releasing hormone
s. S. 126

Gastrin I
Pentagastrin
Sekretin
Cholecystokinin-Pankreozymin
s. S. 131

Verdauung

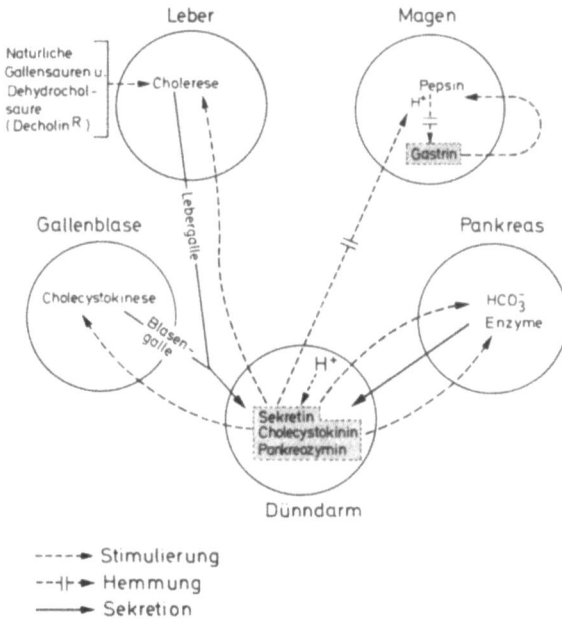

- - - - → Stimulierung
- -⊣⊢→ Hemmung
———→ Sekretion

Hormone des Gastrointestinal-Trakts

Gastrin I (G-Zellen des Magenantrums)

⌐Glu-Gly-Pro-Trp-Leu-Glu-Glu-Glu-Glu-Glu-Ala-Tyr-Gly-Trp-Met-Asp-Phe—NH_2

Pentagastrin (Gastrodiagnost®)

β-Ala-Trp-Met-Asp-Phe—NH_2

Sekretin (Duodenalschleimhaut)

His-Ser-Asp-Gly-Thr-Phe-Thr-Ser-Glu-Leu-Ser-Arg-Leu-Arg-Asp-Ser-Ala-Arg
Leu-Gln-Arg-Leu-Leu-Gln-Gly-Leu-Val—NH_2

Cholecystokinin-Pankreozymin (Duodenalschleimhaut)

Lys(Ala, Gly, Pro, Ser)Arg-Val(Ile, Met, Ser)Lys-Asn(Asx, Glx, His, Leu, Leu, Pro, Ser, Ser)Arg-Ile-(Asp, Ser)Arg-Asp-Tyr(SO_3H)-Met-Gly-Trp-Met-Asp-Phe—NH_2

⌐Glu = Pyroglutaminsäure, x = ungeklärt, ob Säure oder Säureamid, ( ) genaue Sequenz noch nicht aufgeklärt

Cyclisches AMP

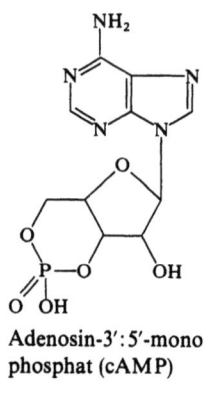

Adenosin-3':5'-monophosphat (cAMP)

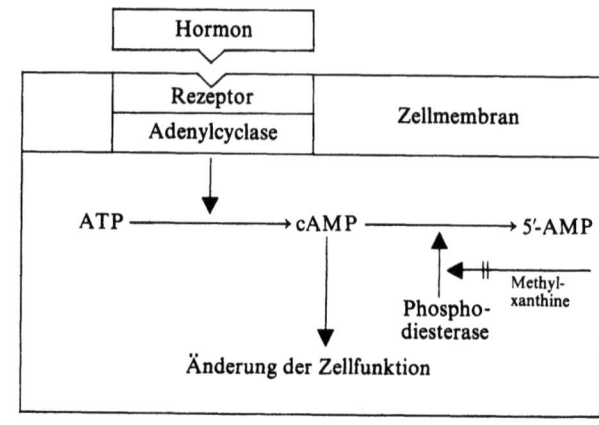

Hormonwirkungen, die durch cAMP vermittelt werden

Hormon	Wirkungsort	Effekt
Catecholamine	Leber, Skelettmuskel	Glykogenolyse
	Herzmuskel	Glykogenolyse
		Steigerung der Kontraktionskraft
	Uterus	Erschlaffung
	Fettgewebe	Lipolyse
	B-Zellen des Pankreas	Insulinsekretion
Glucagon	Leber	Glykogenolyse, Gluconeogenese
	Fettgewebe	Lipolyse
	Herzmuskel	Steigerung der Kontraktionskraft
	B-Zellen des Pankreas	Insulinsekretion
ACTH	NNR	Glucocorticoidsynthese
	Fettgewebe	Lipolyse
Thyreotropes Hormon	Schilddrüse	Hormonsynthese
Antidiuretisches Hormon	distaler Tubulus der Niere	Steigerung der Wasserpermeabilität
Luteinisierendes Hormon	Corpus luteum des Ovars	Steroidsynthese
	Testis	Steroidsynthese
Parathormon	proximaler Tubulus der Niere	Phosphatausscheidung
	Knochen	Calciummobilisierung

Therapie von Metallvergiftungen

Anwendung der Antidote:
Dimercaprol: Arsen, Quecksilber, Gold, Chrom Wismut, Antimon
$CaNa_2$-EDTA: Blei D-Penicillamin: Kupfer
Deferoxamin: Eisen Eisen(III)-hexacyanoferrat(II): Thallium

$$\begin{array}{c} CH_2SH \\ CHSH \\ CH_2OH \end{array} + Hg^{++} \longrightarrow \begin{array}{c} CH_2S \\ CHS \\ CH_2OH \end{array}\!\!Hg + 2H^+$$

Dimercaprol
(Sulfactin Homburg®)

$$\text{Natrium-Calcium-Edetat-Komplex} + Pb^{++} \longrightarrow \text{Pb-Komplex} + Ca^{++}$$

Natrium-Calcium-Edetat
(Calcium-Dinatrium-Versenat®)

$$\text{Deferoxamin} + Fe^{+++} \longrightarrow \text{Fe-Komplex} + 3H^+$$

Deferoxamin
(Desferal®)

$$\begin{array}{c} H_3C\;\;CH_3 \\ C-SH \\ HC-NH_2 \\ COOH \end{array} + Cu^{++} \longrightarrow \begin{array}{c} H_3C\;\;CH_3 \\ C-S \\ HC-NH \\ COOH \end{array}\!\!Cu + 2H^+$$

D-Penicillamin
(Metalcaptase®)

Die wichtigsten Arzneimittel in der Bereitschaftstasche des Arztes

Arzneimittel	Beispiel für eine Spezialität	Menge

1. Internistische Notfälle

Arzneimittel	Beispiel für eine Spezialität	Menge
Dexamethason	Fortecortin®	5 OP Mono-Ampulle 4 mg/1 ml
Penicillin G	Penicillin Bayer	2 OP 10 Inj.-Flaschen 1 Mio IE
Morphin	Amphiolen Morphinum hydrochloricum „MBK"	1 OP 10 Amphiolen 0,02 g
Pethidin	Dolantin®	1 OP 5 Ampullen 100 mg/2 ml
Noramidopyrin methansulfonat	Novalgin®	1 OP 5 Ampullen 5,0 ml
Diazepam	Valium®	1 OP 5 Ampullen 10 mg/2 ml 1 OP 20 Tabletten 10 mg
Chlorpromazin	Megaphen®	1 OP 5 Ampullen 50 mg/2 ml
β-Methyl-Digoxin	Lanitop®	1 OP 5 Ampullen 0,2 mg/2 ml
k-Strophanthin	Kombetin®	1 OP 5 Ampullen 0,125 mg/2 ml
Orciprenalin	Alupent®	1 OP 6 Ampullen 0,5 mg/ml
Lidocain	Xylocain® 1 %	1 OP 1 Inj.-Flasche zu 50 ml
Furosemid	Lasix®	1 OP 5 Ampullen 20 mg/2 ml
Insulin	Insulin® Hoechst	1 OP 400 IE/10 ml
Glucotest	Glucotest®	1 OP 1 Rolle
Heparin	Liquemin®	1 OP 5 Ampullen 25 000 USP-E
Vitamin K	Konakion®	1 OP 3 Ampullen 10 mg
Physostigminsalicylat DAB VII	Physostigmin Augentropfen (5%)	
Glucose (5%)	Glukose 5 „Braun-Pfrimmer"	1 OP 500 ml

Die wichtigsten Arzneimittel in der Bereitschaftstasche des Arztes
(Fortsetzung)

Arzneimittel	Beispiel für eine Spezialität	Menge
2. Vergiftungen		
Atropin	Amphiolen Atropinum sulfuricum „MBK"	2 OP 10 Amphiolen 0,0005 g
Obidoxim	Toxogonin ®	1 OP 5 Ampullen 250 mg/ml
Cholinesterasetestpapier	Acholest ®	1 OP 30 Bestimmungen
Carbo medicinalis	Kohle-Compretten ®	2 OP 50 Compretten 0,25 g
Natriumsulfat	Natriumsulfat DAB VII	100 g
Magnesia usta	Magnesia usta DAB VII	100 g
Paraffinum subliquidum	Paraffinum subliquidum DAB VII	100 g
Dimercaprol	Sulfactin Homburg ®	10 OP 10 Ampullen 2 ml
Nalorphin	Lethidrone ®	1 OP 5 Ampullen 10 mg/ml
Hexobarbital-Na	Evipan ®-Natrium	1 OP 5 Ampullen 1,0 g
Pentetrazol	Cardiazol ®	1 OP 5 Ampullen 1,1 ml
3. Unfälle		
Spray für Verbrennungen	Myacine ® Spray	1 OP
Infusionsgerät. Lösung	Macrodex ® (6 %)	1 Infusionsflasche mit 500 ml
Ketamine	Ketanest ®	1 OP 5 Inj.-Flaschen 20 ml
Verbandmaterial		
Esmarchbinde		
Atemgerät		

Die Auswahl hat je nach Lage der Praxis und nach besonderen Gefahren (Industrie, Verkehr) ergänzt zu werden.

Arzneimittelmetabolismus

Konjugation

1. Acetylierung ($-OC-CH_3$):
   Sulfonamide + Acetat → Acetylsulfonamide
2. Sulfatierung ($-O-SO_3H$):
   O-Methyladrenalin → O-Methyladrenalinsulfat
3. Glucuronidierung ($-C_6H_9O_6$):
   Morphin → Morphin-3-monoglucuronid
4. Glycin ($-NH-CH_2-CO-OH$):
   Salicylsäure + Glycin → Salicylursäure

Hydrolyse

1. Ester:
   Acetylcholin → Cholin + Acetat
2. Säureamide:
   Phenacetin → Phenetidin + Acetat

Oxidation

1. C-Oxidation ($-CH_2-CH_2-CH_3 \rightarrow -CH_2-\overset{\overset{\displaystyle OH}{|}}{CH}-CH_3$):
   Meprobamat → Hydroxymeprobamat
2. Ringhydroxylierung:
   Phenobarbital → Hydroxyphenobarbital
3. N-Oxidation ($-NH_2 \rightarrow -NHOH$):
   Anilin → Phenylhydroxylamin
4. N-Desalkylierung ($-N{\scriptsize\begin{smallmatrix}-CH_3\\-CH_3\end{smallmatrix}} \rightarrow -NH_2$):
   Amidopyrin → 4-Aminoantipyrin
5. O-Desalkylierung ($-O-C_2H_5 \rightarrow -OH$):
   Phenacetin → Paracetamol
6. Desaminierung ($-CH_2-NH_2 \rightarrow -C{\scriptsize\begin{smallmatrix}\diagup O\\\diagdown H\end{smallmatrix}} \rightarrow -COOH$):
   Histamin → Imidazolacetaldehyd → Imidazolessigsäure
7. Sulfoxidbildung ($-S \rightarrow -SO \rightarrow -SO_2$):
   Chlorpromazin → Chlorpromazinsulfoxid

Biotransformation

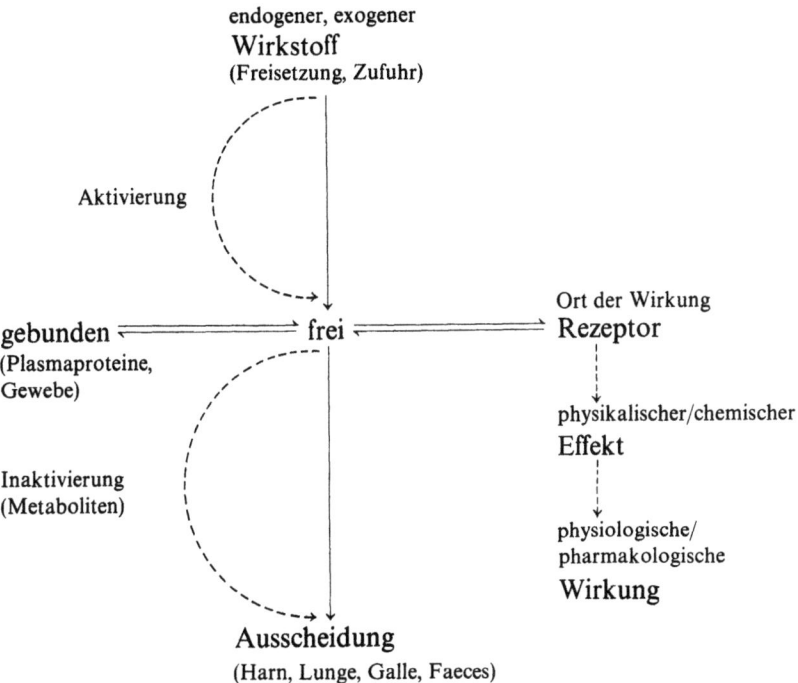

Pharmakokinetik

Blutspiegel

Konzentration eines Wirkstoffes im Blut. Der Blutspiegel (B) ist abhängig von *Dosis*, *Invasions*geschwindigkeit (Resorption, Verteilung zwischen Blut und Gewebe) und *Eliminations*geschwindigkeit (Abbau, Ausscheidung). Es ist zwischen der Konzentration des freien und des an Plasmaeiweiß gebundenen Wirkstoffes zu unterscheiden.

Die *Invasion* (I) ist die Konzentrationszunahme eines Stoffes im Blut und in den extavasalen Kompartimenten. Der Anstieg der Blutspiegelkurve folgt einer aufsteigenden Exponentiale. Der überaus raschen Invasion bei intravenöser Injektion steht eine mehr oder weniger verzögerte Invasion bei oral, subcutan oder intramuskulär verabreichten Stoffen gegenüber. Eine besonders starke Verzögerung wird mit Depotpräparaten erzielt.

Die *Elimination* (E) ist die Konzentrationsabnahme eines Wirkstoffes im Blut durch Abbau und Ausscheidung bzw. durch Speicherung in Geweben. Falls die Elimination nur von einem einzigen Parameter abhängig ist, ist ihre Kurve eine e^{-x}-Funktion, meist ist sie jedoch die Resultante aus mehreren e^{-x}-Funktionen. Bei logarithmischer y-Achse (Konzentration des Wirkstoffes) und linearer x-Achse (Zeit) ergibt der extrapolierte Schnittpunkt der Geraden E mit der y-Achse die theoretische Anfangskonzentration im Blut.

Das *Verteilungsvolumen* ist die Gesamtheit der Körperräume oder Kompartimente (Intravasalraum, Interstitium und Intrazellulärräume), in die ein Wirkstoff nach der Applikation gelangt.

Das Verteilungsvolumen ist mit keinem dieser „Räume" unmittelbar in Beziehung zu setzen, sondern eine *theoretische* Größe, da in den einzelnen Räumen nicht notwendigerweise Konzentrationsgleichheit herrschen muß.

Das Verteilungsvolumen soll die Vorstellung vermitteln, wie groß das Volumen wäre, in dem die applizierte Substanz in gleicher Konzentration vorläge.

Halbwertszeit

Die Blutkonzentration nimmt in einem bestimmten Zeitraum von $\frac{1}{1}$ auf $\frac{1}{2}$ ab, in dem gleichen Zeitraum dann von $\frac{1}{2}$ auf $\frac{1}{4}$ usw. Diese Zeiteinheit ist die Halbwertszeit ($t_{/2}$).

Blutspiegel

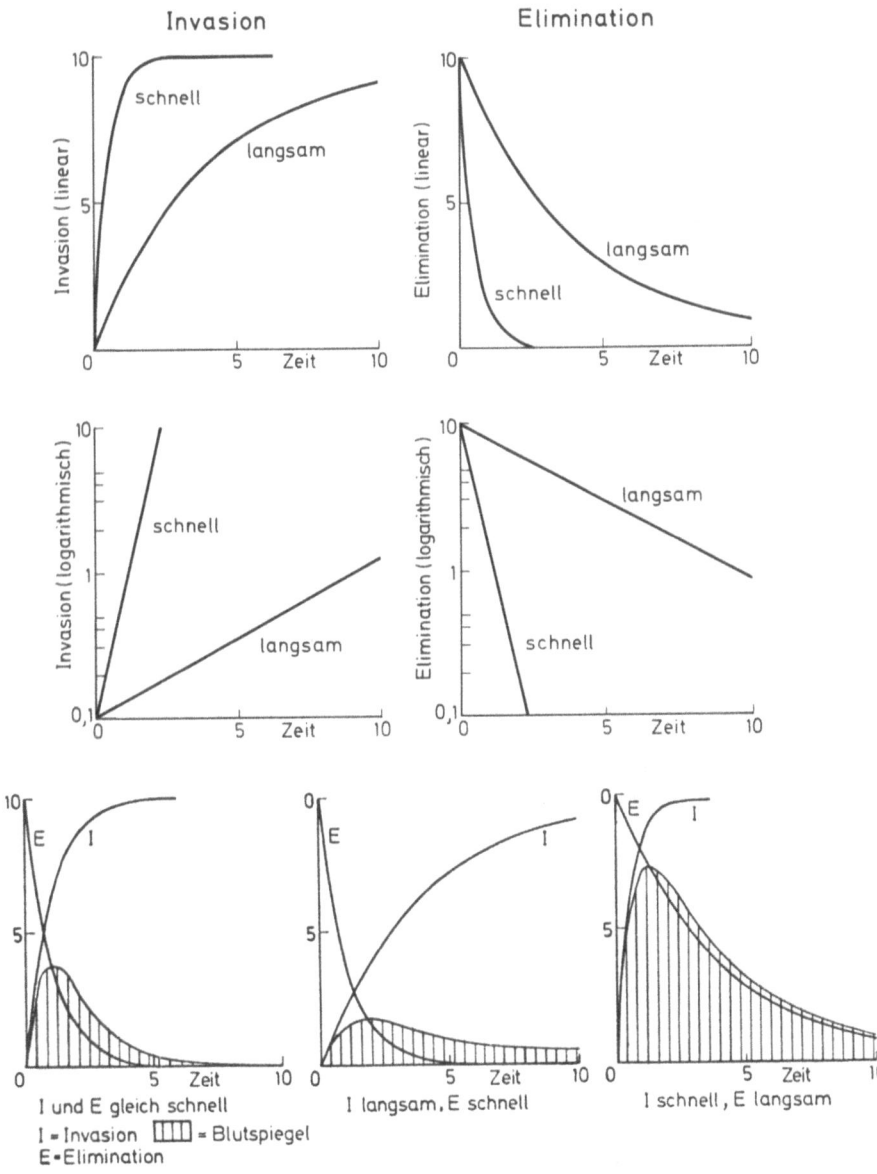

Agonisten und Antagonisten

1. Agonist

$$A \longrightarrow R \xrightarrow{\alpha=1} E \longrightarrow W$$

Der Agonist A besitzt Affinität zum Rezeptor R und löst aufgrund seiner intrinsic activity α einen pharmakologischen Effekt E aus, der sich in einer Wirkung W äußert.

2. Antagonist

$$B \longrightarrow R \xrightarrow{\alpha=0} \emptyset$$

Der Antagonist B hat wohl eine Affinität zum Rezeptor R, seine intrinsic activity α ist aber 0.

3. Kompetitiver Antagonismus

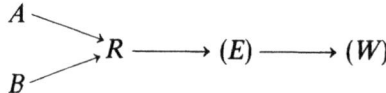

Der Agonist A (z.B. Adrenalin) wird bei gleichzeitiger Anwesenheit eines Antagonisten B (α-Blocker, β-Blocker) am Rezeptor R „kompetitiv" gehemmt, so daß sein pharmakologischer Effekt E und seine Wirkung W abgeschwächt sind.

4. Ein Agonist mit zwei Rezeptoren und zwei Antagonisten

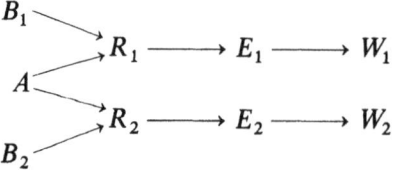

Ein Agonist A kann im Körper auf zwei Rezeptoren R_1, R_2 wirken (z.B. Acetylcholin am parasympathischen Nervenende und an der motorischen Endplatte; Adrenalin auf α- und β-Rezeptoren). Antagonisten B_1, B_2 können für einen dieser beiden Rezeptoren R_1, R_2 spezifisch sein (z.B. Atropin und D-Tubocurarin; α- und β-Blocker).

Agonisten und Antagonisten *(Fortsetzung)*

5. Chemischer Antagonismus

$$A \dashv\vdash\to R$$
$$+$$
$$B$$

Der Agonist A (z.B. Heparin) wird bei Anwesenheit eines Antagonisten B (z.B. Protaminsulfat) durch eine chemische Wechselwirkung inaktiviert und erreicht nicht den Rezeptor R.

6. Funktionelle Interaktion

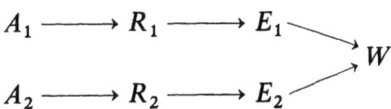

Eine Wirkung W (z.B. Blutdruckänderung, Diurese, Blutzuckerabfall, Anästhesie) kann durch zwei verschiedene pharmakologische Effekte, bei Diurese z.B. durch verschiedene Angriffspunkte in der Niere zustande kommen. Zwei Agonisten A_1, A_2 bewirken hier an zwei Rezeptoren R_1, R_2 zwei getrennte Effekte E_1, E_2, die letzten Endes als eine Summierung zu Tage treten (z.B. Hydrochlorothiazid und Spironolacton bezüglich Diurese).

7. Sequentieller Antagonismus

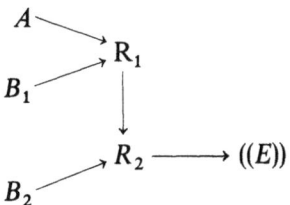

Zwei Antagonisten B_1, B_2 können sequential zwei Schritte blockieren. So hemmt B_1 (Sulfonamid) den Aufbau der Folsäure und B_2 (Trimethoprim) die nachfolgende Folsäure-Reduktion.

Aromatische Ringsysteme

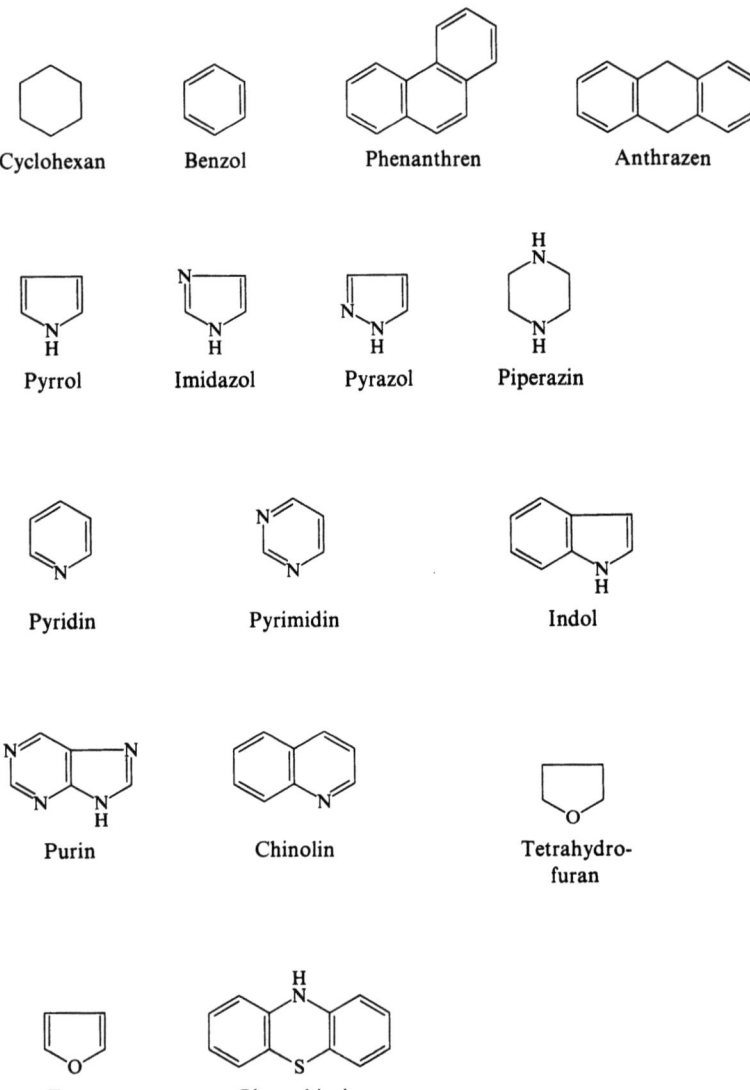

Grundzüge der medizinischen Statistik
(Quantitativer Vergleich von Arzneimittelwirkungen)

Die Seiten 143—151 behandeln zum Schrecken der meisten Mediziner das Kapitel „Statistik". Diese ist hier jedoch keine Demoskopie, wie z. B. „der Pro-Kopf-Verbrauch an Butter", sondern *Biometrie.*
Bei allen biologischen Größen (z.b. Körpergröße, Blutdruck) ist die Streuung beträchtlich größer als bei den meisten physikalischen, chemischen oder technischen Größen (z.B. Hubraum und Kompression eines Autotypes).
Je größer die Streuung ist, um so schwieriger ist die Frage nach einem Unterschied zwischen zwei Beobachtungen (z.B. Krankheitsdauer mit und ohne Therapie, vergleichende Wirksamkeit von zwei Medikamenten) zu beantworten.
Die angeführten Beispiele über Streuung, Vergleich von Gruppen, Paaren oder Prozentsätzen wurden nach Methoden berechnet, die beim Lesen medizinischer Fachliteratur ständig zu finden sind. Ihre Anwendung sollte im Prinzip verstanden werden.

Mittlerer Fehler

Was heißt $137{,}0 \pm 17{,}7$ bzw. $137{,}0 \pm 7{,}2$?

137,0 ist der Mittelwert, Symbol: $\bar{x}$.

$\pm 17{,}7$ die Standardabweichung (Streuung der *Einzelwerte*, standard deviation, s.d.), Symbol: $\pm s$.

$\pm 7{,}2$ ist der mittlere Fehler des Mittelwertes (Streuung oder Standardabweichung des *Mittelwertes*, standard error, s.e.), Symbol: $\pm s_{\bar{x}}$.

Bemerkung: Es muß immer darauf geachtet werden, ob die Angabe $\pm \ldots$ a) die Standardabweichung s oder b) den mittleren Fehler des Mittelwertes $s_{\bar{x}}$ bedeutet. Leider fehlen manchmal präzise Angaben.

Beispiel: Es wurde der Gesamtcholesteringehalt des Serums bei 6 Säuglingen, die eine bestimmte Säuglingsnahrung erhalten hatten, chemisch bestimmt. Ergebnisse (s. S. 148 oben).

	x (mg/100 ml)	$x - \bar{x}$	$(x - \bar{x})^2$	x^2
1. Säugling	126	−11	121	15876
2. Säugling	149	+12	144	22201
3. Säugling	118	−19	361	13924
4. Säugling	136	− 1	1	18496
5. Säugling	166	+29	841	27556
6. Säugling	127	−10	100	16129
Summe	$\sum x = 822$		$\sum (x - \bar{x})^2 = 1568$	$\sum x^2 = 114182$

Mittelwert: $\bar{x} = \dfrac{\sum x}{N} = \dfrac{822}{6} = 137$ mg/100 ml

Die Standardabweichung

$$s = \sqrt{\frac{\sum (x - \bar{x})^2}{N-1}} = \sqrt{\frac{1568}{5}} = \sqrt{313{,}6} = 17{,}7 \text{ mg/100 ml}$$

oder

$$s = \sqrt{\frac{\sum x^2 - \dfrac{(\sum x)^2}{N}}{N-1}} = \sqrt{\frac{114182 - \dfrac{822^2}{6}}{6-1}} = \sqrt{\frac{1568}{5}} = 17{,}7 \text{ mg/100 ml}$$

Der mittlere Fehler des Mittelwertes:

$$s_{\bar{x}} = \frac{s}{\sqrt{N}} = \frac{17{,}7}{\sqrt{6}} = 7{,}23 \text{ mg/100 ml}$$

oder

$$s_{\bar{x}} = \sqrt{\frac{s^2}{N}} = \sqrt{\frac{313{,}6}{6}} = \sqrt{52{,}27} = 7{,}23 \text{ mg/100 ml}$$

Erläuterungen

Mittelwert $= \bar{x} =$ arithmetisches Mittel einer Gruppe von Meßdaten, ist ein Charakteristikum für die *Gruppe*, gibt allein *keine* Auskunft über die einzelnen *Individuen*. Er wird oft als „Normal"-Wert angesehen, gleichgültig ob Körpergewicht, Blutdruck, Zigaretten/Tag oder Lebenserwartung.

Standardabweichung $= s$ ist ein Charakteristikum für die Gruppe und ein Maß für die durchschnittliche Abweichung der einzelnen Meßwerte vom Mittelwert. In dem Bereich $\bar{x} \pm s$ oder im Beispiel $137{,}0 \pm 17{,}7$, d.h. im Bereich von $137{,}0 - 17{,}7$ bis $137{,}0 + 17{,}7$ mg/100 ml (119,3 bis 154,7) liegen etwa zwei Drittel (ungefähr 68%) der einzelnen Meßwerte (hier 4 von 6 Werten). In dem Bereich $\bar{x} \pm 2 \cdot s$, $137{,}0 \pm 2 \cdot 17{,}7 = 137{,}0 \pm 35{,}4$, also von 101,6 bis 172,4 mg/100 ml liegen etwa 95% der einzelnen Meßwerte (hier bereits alle 6 Werte).

Mit dem Mittelwert und der Standardabweichung kann man eine Gruppe von Meßergebnissen oder Individuen genügend charakterisieren, ohne im einzelnen sämtliche Meßwerte oder Individuen aufzählen zu müssen. Im Beispiel kann also mit der Angabe $137{,}0 \pm 17{,}7$ mg/100 ml (Mittelwert $\pm$ Standardabweichung) eine Aussage über den Cholesteringehalt des Serums von Säuglingen im allgemeinen bei einer bestimmten Nahrung gemacht werden. Man kann damit nicht sagen: der Säugling XY hat gerade den oder den anderen Cholesteringehalt im Serum; aber mit großer Wahrscheinlichkeit liegt er im Bereich von 119,3 bis 154,7, fast sicher im Bereich 101,6 bis 172,4 mg/100 ml.

Mittlerer Fehler des Mittelwertes $= s_{\bar{x}}$. Da der Mittelwert immer nur von einer begrenzten Zahl von Meßwerten (von einer Stichprobe) berechnet werden kann, ist verständlich, daß er einen gewissen „Fehler" hat. Wenn im Beispiel weitere 6 Säuglinge untersucht werden und für diese der Mittelwert berechnet wird, dann wird dieser Mittelwert von dem ersten abweichen. Untersucht man immer weiter je 6 Säuglinge und bildet den jeweiligen Mittelwert, so werden diese Mittelwerte um den „wahren" Mittelwert sämtlicher Säuglinge streuen. Ein Maß für diese Streuung des Mittelwertes ist der mittlere Fehler des Mittelwertes, der mit zunehmender Zahl von Einzelwerten kleiner wird. Die Angabe $137{,}0 \pm 7{,}2$ mg/100 ml (Mittelwert $\pm$ mittlerer Fehler des Mittelwertes) sagt aus, daß mit einer Wahrscheinlichkeit von etwa 68% der „wahre" Mittelwert im Bereich $137{,}0 - 7{,}2$ bis $137{,}0 + 7{,}2$, also von 129,8 bis 144,2 mg/100 ml und mit einer Wahrscheinlichkeit von etwa 95% im Bereich $137{,}0 \pm 2 \cdot 7{,}2$, also von 122,6 bis 151,4 mg/100 ml liegt.

t-Test

Der Vergleich zweier Versuchsgruppen

Aufgabe: Vergleich zweier Gruppen von Versuchsergebnissen, die durch *Messung* erhalten worden sind.

Beispiele: Krankheitsdauer nach Behandlung A und B in Tagen; Blutdruckanstieg in mm Hg nach Mittel A und B; Dauer der Anaesthesie bei zwei verschiedenen Mitteln oder Methoden.

Statistische Fragestellung: Wie groß ist die *Wahrscheinlichkeit*, daß der experimentell erhaltene Unterschied zwischen den Mittelwerten zweier Gruppen von Versuchsergebnissen *zufällig* durch die Stichprobenentnahme entstanden ist, wenn *kein* Unterschied in Wirklichkeit besteht?

Testgröße: t, ein Maß zur Prüfung der Fragestellung.

Beispiel:

	Gruppe A		Gruppe B	
	$x = 49$	$x^2 = 2401$	$x = 108$	$x^2 = 11664$
	31	961	62	3844
	45	2025	62	3844
	41	1681	101	10201
	31	961	106	11236
	31	961	72	5184
	48	2304	72	5184
	49	2401	81	6561
			55	3025
Summen	$\sum x = 325$	$\sum x^2 = 13695$	$\sum x = 719$	$\sum x^2 = 60743$

Zahl der Meßwerte: $\quad N_A = 8 \quad\quad\quad N_B = 9$

Mittelwert: $\bar{x} = \dfrac{\sum x}{N} = \dfrac{325}{8} = 40{,}625 \quad\quad \dfrac{719}{9} = 79{,}889$

$$s^2 = \left[\sum x_A^2 - \dfrac{(\sum x_A)^2}{N_A} + \sum x_B^2 - \dfrac{(\sum x_B)^2}{N_B}\right] / (N_A + N_B - 2)$$

$$s^2 = (13695 - 325^2/8 + 60743 - 719^2/9)/(8 + 9 - 2) = 252{,}984$$

Standardabweichung: $= \sqrt{252{,}984} = 15{,}905$

$$t = \dfrac{|\bar{x}_B - \bar{x}_A|}{s} \cdot \sqrt{\dfrac{N_A \cdot N_B}{N_A + N_B}} = \dfrac{|79{,}889 - 40{,}625|}{15{,}905} \cdot \sqrt{\dfrac{9 \cdot 8}{9 + 8}} = 5{,}15$$

Freiheitsgrad: $FG = N_A + N_B - 2 = 8 + 9 - 2 = 15$
Aus der t-Tabelle folgt für $t = 5{,}15$ und $FG = 15$ ein $P < 0{,}01$.

Ergebnis: Die Wahrscheinlichkeit, daß das gefundene Ergebnis *zufällig* durch die Stichprobenentnahme entstanden ist, wenn in Wirklichkeit *kein* Unterschied vorliegt, ist kleiner als 1%. Der Unterschied zwischen den Mittelwerten beider Gruppen ist daher signifikant.

Anmerkung: || bedeutet, daß der durch die senkrechten Striche eingeschlossene Wert absolut, d. h. ohne Berücksichtigung des Vorzeichens, genommen wird.

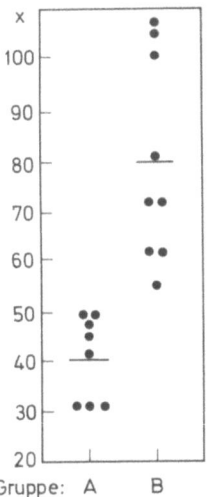

t-Test

Der Vergleich von Versuchspaaren

Aufgabe: Vergleich zweier Gruppen von Versuchsergebnissen, die durch *Messung* erhalten worden sind und jeweils *paarweise zusammengehören*.

Beispiele: Blutdrucksenkung in mm Hg, Diuresesteigerung in ml/Std bei gleichen Patienten mit dem Medikament A und B.

Statistische Fragestellung: Wie groß ist die *Wahrscheinlichkeit*, daß der experimentell erhaltene Unterschied zwischen den Versuchspaaren *zufällig* durch die Stichprobenentnahme entstanden ist, wenn in Wirklichkeit *kein* Unterschied besteht?

Testgröße: t, ein Maß zur Prüfung der Fragestellung.

Beispiel:

Paar	Medikament A	B	$d = B - A$	d^2
1	20	18	−2	4
2	25	30	+5	25
3	18	25	+7	49
4	37	30	−7	49
5	28	29	+1	1
Summe der d bzw. d^2			$\sum d = +4$	$\sum d^2 = 128$

Zahl der Paare: $N = 5$

Mittelwert: $d = \dfrac{\sum d}{N} = \dfrac{+4}{5} = +0{,}8$

$$s_d^2 = \frac{\sum d^2 - (\sum d)^2/N}{N-1} = \frac{128 - 4^2/5}{5-1} = \frac{128 - 16/5}{4} = 31{,}2$$

Standardabweichung: $s_d = \sqrt{31{,}2} = 5{,}586$

$$t = \frac{d}{s_d} \cdot \sqrt{N} = \frac{0{,}8}{5{,}586} \cdot \sqrt{5} = 0{,}320$$

Freiheitsgrad: $FG = N - 1 = 5 - 1 = 4$

Aus der t-Tafel folgt für $t = 0{,}320$ und $FG = 4$ ein $P > 0{,}5$.

Ergebnis: Die *Wahrscheinlichkeit*, daß das gefundene Ergebnis *zufällig* durch die Stichprobenentnahme entstanden ist, auch wenn in Wirklichkeit *kein* Unterschied vorliegt, ist größer als 50%. Der Unterschied zwischen den paarweisen Meßergebnissen ist nicht signifikant. Beurteilung: Kein Anhaltspunkt für einen *wesentlichen* Unterschied.

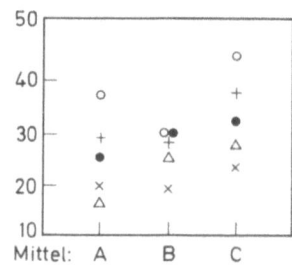

Übung:
Vergleiche die Medikamente A und C

Paar Nr.		A	B
1	×	20	23
2	●	25	32
3	△	18	28
4	⊙	37	45
5	+	28	37

Ergebnis: $t = 6{,}13$; $P < 0{,}01$. Der Unterschied ist signifikant.

t-Tafel

Freiheits-grade	$P = 0{,}50$ (50%)	0,10 (10%)	„unwahr-scheinlich", 0,05 (5%)	„sehr unwahr-scheinlich", 0,01 (1%)
	t	t	t	t
1	1,00	6,31	12,7	63,7
2	0,82	2,92	4,30	9,92
3	0,76	2,35	3,18	5,84
4	0,74	2,13	2,78	4,60
5	0,73	2,02	2,57	4,03
6	0,72	1,94	2,45	3,71
7	0,71	1,90	2,36	3,50
8	0,71	1,86	2,31	3,36
9	0,70	1,83	2,26	3,25
10	0,70	1,81	2,23	3,17
12	0,70	1,78	2,18	3,06
14	0,69	1,76	2,14	2,98
16	0,69	1,75	2,12	2,92
18	0,69	1,73	2,10	2,88
20	0,69	1,72	2,09	2,84
22	0,69	1,72	2,07	2,82
24	0,68	1,71	2,06	2,80
26	0,68	1,71	2,06	2,78
28	0,68	1,70	2,05	2,76
30	0,68	1,70	2,04	2,75
Grenze	0,674	1,645	1,960	2,576

Der Unterschied wird als signifikant, d.h. bedeutend erachtet: daß *kein* Unterschied besteht.

P = Wahrscheinlichkeit, daß kein Unterschied besteht.
Tabelle aus: BURN, J.H., FINNEY, D.J., GOODWIN, L.G.: Biological Standardization, 2. Aufl. London: Oxford University Press 1952.

Vierfeldertafel

Der Vergleich zweier Prozentzahlen

Aufgabe: Vergleich zweier Gruppen, deren Versuchsergebnisse durch *Zählung* entstanden sind und in *Prozenten* angegeben werden.

Beispiele: Häufigkeit von Nebenwirkungen, Anfällen, Todesfällen; Heilungen bei Behandlung A und B (ausgedrückt in Prozent der behandelten Fälle). Infektionshäufigkeit an zwei Schulen.

Statistische Fragestellung: Wie groß ist die *Wahrscheinlichkeit*, daß der Unterschied zwischen zwei relativen Häufigkeitszahlen (Prozentzahlen) *zufällig* durch die Stichprobenentnahme entstanden ist, wenn in Wirklichkeit *kein* Unterschied vorliegt?

Methode: Vierfeldertafel (2 × 2 Contingency table).

Testgröße: χ^2 (Chi-Quadrat), ein Maß zur Prüfung der Fragestellung.

Schema:

a	b	$a+b$ alle mit Methode A behandelten Patienten
c	d	$c+d$ alle mit Methode B Patienten
$a+c$	$b+d$	$a+b+c+d=N$ alle behandelten Patienten
alle geheilten Patienten	alle nicht geheilten Patienten	

a = Behandlungsmethode A, Anzahl der geheilten Patienten.
b = Behandlungsmethode A, Anzahl der nicht geheilten Patienten.
c = Behandlungsmethode B, Anzahl der geheilten Patienten.
d = Behandlungsmethode B, Anzahl der nicht geheilten Patienten.

Formel:

$$\chi^2 = \frac{(|ad-bc|-1/2 \cdot N)^2 \cdot N}{(a+b) \cdot (c+d) \cdot (a+c) \cdot (b+d)}$$

Freiheitsgrad $FG=1$

Anmerkung: | | bedeutet, daß der durch die senkrechten Striche eingeschlossene Wert absolut, d.h. ohne Berücksichtigung des Vorzeichens, genommen wird.

Chi-Quadrat-Tafel:

χ^2	P (bei $FG = 1$)
0,5	0,50 = 50 %
2,7	0,10 = 10 %
3,8	0,05 = 5 % unwahrscheinlich, ⎫ daß *kein* Unterschied besteht
6,6	0,01 = 1 % sehr unwahrscheinlich, ⎭

Der Unterschied wird als signifikant, d. h. bedeutend erachtet. ⟵

Beispiel: Heilerfolg mit Methode A: 57 % (76 von 128 Patienten geheilt); Methode B: 33 % (32 von 96 Patienten geheilt).

Besteht ein Unterschied zwischen den beiden Methoden?

$a = 76$
$b = 52$
$c = 32$
$d = 64$

76	52	128
32	64	96
108	116	224

$$\chi^2 = \frac{(|76 \cdot 64 - 52 \cdot 32| - 1/2 \cdot 224)^2 \cdot 224}{128 \cdot 96 \cdot 108 \cdot 116} = 13,9; \quad P < 0,01.$$

Ergebnis: Die Wahrscheinlichkeit, dieses Ergebnis zu erhalten, wenn *kein* Unterschied zwischen den beiden Mitteln besteht, ist kleiner als 1 %. Die Wirksamkeit der beiden Heilmittel unterscheidet sich signifikant.

Übung: Berechne, ob bei 1/4 dieser Patientenzahl bei gleichen Prozentzahlen (d. h. $a = 19$, $b = 13$, $c = 8$, $d = 16$) die Signifikanz eines Unterschiedes gegeben wäre.

Ergebnis: $\chi^2 = 2,755$; P zwischen 0,05 und 0,10, nicht signifikant.

Sachregister

Acedicon® 53, 54
Acenocoumarol **76, 77**
Acetazolamid **73**, 74
Acethropan® 122
Acetylcholin 1, 4, 6, 17, 136
N-Acetyl-Cystein 53
β-Acetyldigoxin 59
Acetylsalicylsäure 29, **55**, 57
Acholest® 135
ACTH = Adrenocorticotropes Hormon 41, 122, **126**, 132
Actinomycin D 108
Actol® 55
Adelphan-Esidrix® 68
Adenosin-3 , 5 -monophosphat (cAMP) **132**
ADH = antidiuretisches Hormon 17, 38 71, 125, **126**, 132
Adrenalin **8, 10**, 17, 19, 27, 140
Adrenocorticotropes Hormon = ACTH 41, 122, **126**, 132
Adumbran® 43, 45
Äthanol 38, 71, 104
Äther 30, 36
Aethinyloestradiol **113**, 116
Äthylbiscumacetat **76**, 77
Ajmalin 63
Akineton® 42
Albucid® 83
Aldactone A® 73
Aldocorten® 111
Aldometil® 15
Aldosteron 69, 110, **111**
Alkeran® 107
Alkohol 51
Alkuroniumchlorid **20**, 21
Alloferin® 20
Allopurinol **58**
Allo-xanthin **58**
Aludrin® 8, 53
Alupent® 8, 53, 134
Amidopyrin **56**, 57, 136
Amilorid **73**, 74
ε-Aminocapronsäure **75, 77**

Aminofusin® 67
6-Aminopenicillansäure 85
Aminoplasmal® L 10 67
Aminopterin **108**
p-Aminosalicylsäure **96**, 97
Amitriptylin **43, 47**
Ammoniumchlorid 67
Amocid® 104
Amphetamin 9, 43, **48**, 51
Amphetaminil 9, 43, **48**
Amphiolen Atropinum sulfuricum „MBK" 135
Amphiolen Morphinum hydrochlorium „MBK" 134
Ampho-Moronal® 102
Amphotericin B 102
Ampicillin **85**, 86, 87
Amuno® 56
AN 1® 9, 43, 48
Anabactyl® 85
Anaesthesin® 18, 19
Andantol® 23
Androcur® 118
Androstan **109**
Angiotension I **69**
Angiotension II **69**
Angiotensinogen 69
Anilin 136
Anovlar® 116
Antabus® 39
Anthrachinon-Glykoside 79
Anthrazen **142**
Antidiuretisches Hormon = ADH 71, 125, **126**, 132
Antimon 133
Anturano® 58
Arachidonsäure **28**
Arfonad® 16
Argininhydrochlorid 67
Aristamid® 83
Arlef® 55
Arsen 133
Artane® 42
Arterenol® 8

153

L-Asparaginase 108
Aspirin® 55
Atarax® 43, 45
Atemgerät 135
Atosil® 23, 46
Atropin 4, 17, 35, 43, 49, 135, 140
^{198}Au 108
Aureomycin® 88
Avil® 23
Azathioprin 27, 108
Azulfidine® 83

Bacitracin 98
Bactrim® 83
Baktol® 104
Baycaron® 72
Baycillin® 85
Bemegrid 52
Benadryl® 23
Benemid® 58
Ben-u-ron® 55
Benzalkonium-chlorid 105
Benzatropin 42
Benzedrin® 43, 48
Benzol 142
Benzylpenicillin = Penicillin G 85
Betamethason 112
Betazol 23
Binotal® 85
Biperiden 42
Bisacodyl 79, 80
Bisolvon® 53, 54
Bittersalz 80
Blei 133
Bonamine® 23
Botulinustoxin 1
Bradykinin 26
Bricanyl® 8, 53
Bromhexin 53, 54
5-Brom-salicylsäure-(-4-chloranilid) 102
Buclosamid 102
Buformin 129
Bufotenin 43, 49
Burimamid 23
Buscopan® 4
Busulfan 107
Butazolidin® 56
Bykomycin® 93

Calcitonin 130
Calcium-Dinatrium-Versenat® 133

CaNa$_2$-EDTA 133
Cannabis 51
Captagon® 43, 48
Capval® 53, 54
Carbachol 4
Carbamazepin 40, 41
Carbenicillin 85, 86, 87
Carbimazol 121
Carbochromen 64
Carbo medicinalis 135
Carboxymethylcellulose 79, 80
Cardiazol® 52, 135
Catapresan® 68
Cedilanid® 59
Cefalexin 86
Cefalotin 86
Cefalotin „Lilly" 86
Celestan® 112
Chinidin 63
Chinolin 142
Chlor 105
Chloralose 36
Chlorambucil 107
Chloramin 80® 105
Chloramphenicol 87, 90, 91, 98
Chlordiazepoxid 43, 45
Chlorjodhydroxychinolin 106
Chlormethiazol 39
Chlormethin 107
Chloroquin 100, 101
Chlorpromazin 43, 44, 46, 134, 136
Chlorprothixen 43, 46
Chlortestosteronacetat 119
Chlortetracyclin 88
Chlorthalidon 68, 72, 74
Cholecystokinin-Pankreozymin 131
Cholestyramin 70
Cholinesterasetestpapier 135
Choriongonadotropin = HCG 124
Chrom 133
Cinopenil® 85
Clofedanol 53, 54
Clofibrat 70
Clomiphen 114, 116
Clonidin 68
Clont® 103
Cocain 11, 18, 19, 43, 49, 51
Codein 50, 53, 54
Coffein 52
Cogentinol® 42
Colchizin 58

154

Colistin **98**, 99
Combipresan® 68
Coramin® 52
Corbadrin **15**, 19
Corbasil® 15
Cordalin® 52
Corticosteron 110, **111**
Cortisol = Hydrocortison 110, **111**
Cortison 110, **111**
Cortrophin-S® Depot **122**
Crasnitin® 108
Curarin „Asta"® 20
Cyclobarbital 37
Cyclohexan **142**
Cyclopenthiazid 72
Cyclophosphamid **107**
Cyclopropan 32
D-Cycloserin **96**, 97
D-Cycloserin „Roche" 96
Cyproheptadin 25
Cyproteron-acetat **118**
Cyren®-A 114
Cyren®-B-forte 114
Cyrpon® 43, 45

Danthron **79**, 80
Daraprim® **101**
Daunoblastin® **108**
Daunomycin 108
Deca-Durabolin® 119
Decamethonium **21**
Decholin® **131**
Decortilen® 112
Decortin® 112
Decortin-H® 112
Deferoxamin **133**
Dehydrocholsäure 131
Demecarium **5**
Depofemin® 113
Depot-Insulin „Hoechst"® 127
Depovirin® 117
Depressin® **16**
Deseril® **12**
Desferal® 133
Desipramin 43, **47**
11-Desoxycorticosteron **111**
Detigon® 53, 54
Dexamethason **112**, 134
Dextran 40 67
Dextran 60 67
Dextromethorphan 53, **54**

Dextro-Thyroxin 70
Dextro-Thyroxin-Na **70**
Diäthyläther 32
Diaethylstilboestrol **114**
Diaethylstilboestroldiphosphat **114**
Diaethylstilboestrolpropionat **114**
Diamox® 73
Dianabol® 119
Diazepam 35, 39, 40, 41, 43, **45**, 134
Diazoxid 68, **72**
Dibenzthion **102**
Dibenzylin® 14
2,4-Dichlor-benzylalkohol 105
Dichloren® **107**
Dichlor-Stapenor® 85
Dicloxacillin **85**, 86, 87
Dicoumarol **76**, 77
Dicumarol® 76, 77
Dienoestrol **114**
Digimerck® 59
Digitoxigenin 59
Digitoxin **59**, 60, 61, 62
Digoxigenin 59
Digoxin 59, 60, 61
Dihydergot® 13
Dihydralazin **68**
Dihydroergocornin 13
Dihydroergocristin 13
Dihydroergocryptin 13
Dihydroergotamin **12**, 13
Dihydrolysergsäure **12**
3,4-Dihydroxymandelsäure 10
Dilcoran®80 **64**
Dimercaprol **133**, 135
2,5-Dimethoxy-4-Methylamphetamin
 = DOM = STP 43, **49**
Dimethylphenylpiperazin (DMPP) **16**
Dimethyltryptamin 43, **49**
Dipar® **129**
Diphenhydramin **23**
Dipyridamol **64**
Distraneurin® **39**
Disulfiram **39**
Dociton® **14**
Dolantin® **50**, 134
Dominal® **43**, 46
DOPA **10**, 11
L-Dopa **42**
Dopamin **10**
Doriden® 37

155

Doryl® 4
Doxycyclin **88**, 89
Droperidol **34**, 35, 46
Dulcolax® 79, 80
Durenat® 83
Dyneric® 114

E 605® 5
Effortil® 8
Eisen 133
Eisen(III)-hexacyanoferrat(II) 133
Elastonon® 9
Emdabol® 119
Endoxan® 107
Epontol® 33
Epsicapron® 77
Eraldin® 14
Ergocornin 13
Ergocristin 13
Ergocryptin 13
Ergometrin 12
Ergotamin 13
Ergotoxin 13
Erycinum® 92
Erythrocin® 92
Erythromycin 91, **92**, 98
Erythromycin-estolat 91, 92
Erythromycin-stearat 92
Esidrix® 72
Esmarchbinde 135
Esmarin® 72
Etacrynsäure **73**, 74
Etalontin® 116
Etamivan **52**
Ethambutol **96**, 97
Ethoform **18**, 19
Ethosuximid **40**, 41
Ethynodioldiacetat **115**, 116
Etilefrin **8**
Euglucon® 5 129
Eugynon® 116
Eukraton® **52**
Euphyllin® 53
Evipan® 33, 36
Evipan®-Natrium 135

Fencamfamin 43, **48**
Fenetyllin 43, **48**
Fentanyl® 34, 35, **50**
Ferrlecit® 78
Ficortril® 111

Flufenamsäure **55**, 57
Fluo-cinolonacetonid 112
Fluocortolon 112
Fluorouracil „Roche" 108
Fluoruracil **108**
Fluostigmin **5**, 6
Fluoxymesteron **117**
Fluphenazin **46**
Folia Sennae 80
Follikel-stimulierendes Hormon = FSH 123
Formaldehyd 104
Fortecortin® 134
Fortral® 50
FSH = Follikel − stimulierendes Hormon 123
Fungiplex® 102
Furadantin® 106
Furan **142**
Furosemid 66, **72**, 74, 134

Gantanol® 83
Gastrin I **131**
Gastrodiagnost® 131
Gelatine 67
Gentamycin C_1, C_{1a}, C_2 **93**, 95, 98
Gilurytmal® 63
Glaubersalz 80
Glibenclamid **129**
Glibornurid **129**
Glucagon **130**, 132
Glucose 67, 134
Glucose 5 „Braun-Primmer" 134
Glucotest® 134
Glutethimid **37**
Glutril® 129
Glyceryltrinitrat **64**
Gold 133
Gramicidin **98**
Griseofulvin **102**
Guanethidin 7, 11, **15**, 68
Gynergen® 13

Haemaccel® 67
Haloperidol 39, 43, **46**
Haloperidol® 43
Halothan **32**
Harnsäure 58
HCG = Choriongonadotropin 124
Heparin 66, 75, **76**, 77, 134, 141
Hexabendin **65**

156

Hexamethonium 16, 17
Hexobarbital 33, 37
Hexobarbital-Na 135
Hexoestrol 114
Histalog® 23
Histamin 22, 27, 136
Histidin 22
Honvan® 114
Hostacyclin® 88
Humegon® 123
Hydergin® 13
Hydrochlorothiazid 72, 141
Hydromedin® 73
5-Hydroxyindolessigsäure 24
Hydroxyprogesteroncapronat 115
5-Hydroxytryptamin 24
5-Hydroxytryptophan 24
Hydroxyzin 43, 45
Hygroton® 68, 72
Hypertonalum® 72
Hypoxanthin 58

ICSH = LH = Luteinisierendes Hormon 123, 132
Ildamen® 65
Imidazol 142
Imidazolessigsäure 22
Imipramin 43, 47
Imurek® 108
Indol 142
Indometacin 29, 56, 57, 58
Insidon® 43, 47
Insulin 127, 128, 129, 130, 134
Insulin „Hoechst" 127, 134
Insulin Novo Actrapid® 127
Insulin Novo Semilente® 127
Insulin Novo Ultralente® 127
Intensain® 64
Ionosteril® CD 67
Ionosteril® SAG 67
Ionosteril® SAL 67
Irenat® 121
Ismelin® 15, 68
Isoniazid 96, 97
Isopropanol 104
Isoproterenol 8, 53
Isoptin® 65
Isothipendyl 23
Istizin® 79, 80

^{125}J, ^{131}J 108, 120

Jadit® 102
Jatropur® 73
Jectofer® 78
Jellin® 112
Jod 120

Kallidin 26
Kallikrein 26
Kanamycin 93, 95
Kanamytrex® 93
Kendural® C 78
Ketamine 33, 135
Ketanest® 33, 135
Kohle-Compretten® 135
Kombetin® 59, 134
Kombiquens® 116
Konakion® 76, 134
Kupfer 133

Laevulose 67
Lanatosid C 59
Lanicor® 59
Lanitop® 59, 134
Larodopa® 42
Laroxyl® 43, 47
Lasix® 72, 134
Laxans-Heyden® 79, 80
Lethidrone® 50, 135
Leukeran 107
Levallorphan 50
Levothyroxin 120, 121
LH = Luteinisierendes Hormon = ICSH 123, 132
LH u. FSH releasing hormone 126
Librium® 43, 45
Lidocain 18, 19, 63, 134
Likuden® 102
Liothyronin 120, 121
Liquemin® 77, 134
Lithiumacetat 43, 47
Long-Insulin „Hoechst"® 127
Lorfan® 50
LSD 12, 43, 49
LTH = Prolactin 124
Luminal® 37, 40
Luteinisierendes Hormon = LH = ICSH 123, 132
Lyndiol® 115, 116
Lynestrenol 115, 116
Lysergsäure-Derivate 12, 13, 25
Lysergsäurediäthylamid = LSD 12

157

Lysol® 104
Lysthenon® 21

Macrodex® 67, 135
Magnesia usta 135
Magnesiumsulfat 80
Malzzucker 53
Mandelamine® 106
Mannit 66, 73, 74
Marcumar® 76, 77
Mecamylamin 16
Meclozin 23
Medazepam 43, 45
Mefenamsäure 55, 57
Mefrusid 72, 74
Megaphen® 43, 46, 134
Megestrolacetat 115, 116
Melanotropes Hormon = MSH 124, 126
Melatonin 24, 25
Melleril® 46
Melphalan 107
Menoquens® 116
Mephenamin® 42
Mephenytoin 40
Mepivacain 18, 19
Meprobamat 43, 44, 45, 136
Mepyramin 23
Mercaptopurin 108
Mesantoin® 40
Mescalin 43, 49
Mesterolon 117
Mestinon® 5
Mestranol 113, 116
Mesuximid 40
Metalcaptase® 133
Metenolonacetat 119
Metenolonoenanthat 119
Methadon 50
Methamphetamin 9, 43, 48
Methandienon 119
Meth-andriolbis-oenanthoylacetat 119
Methaqualon 37
Methenaminmandelat 106
Methergin® 12
Methotrexat 108
3-Methoxy-4-hydroxymandelsäure 10
O-Methyladrenalin 10, 136
β-Methyldigoxin 59, 60, 61, 134
α-Methyl-Dopa 11, 15, 68
Methylergometrin 12
Methylhistamin 22

Methylimidazolessigsäure 22
O-Methylnoradrenalin 10
Methylphenidat 43, 48
Methylphenobarbital 40
Methylprednisolon 112
Methyltestosteron 117
Methyprylon 37
Methysergid 12, 25
Metiamid 23
Meticillin 85, 86
Metronidazol 103
Mevasine 16
Mexaform® plus 106
Millicorten® 112
Mintacol® 5
Modenol® 68
Moduretic® 73
Mogadan® 37, 40, 43, 45
Molevac® 103
Moronal® 102
Morphin® 22, 35, 39, 50, 51, 134, 136
MSH = Melanotropes Hormon 124, 126
β-MSH 126
Multifungin® 102
Muscarin 1, 4
Myacine® Spray 135
Myambutol® 96
Mydriaticum „Roche"® 4
Mylepsinum® 40
Myleran® 107

Nadrothyron®-D 70
Na^{131}J 120
Na-Lactat-NaCl-Lösung 67
Nalidixinsäure 106
Nalorphin 50, 135
Nandrolondecanoat 119
Na-Perchlorat 121
Naphazolin 9
Nasivin® 9
Natrium-Calcium-Edetat 133
Natriumdioctylsulfosuccinat 79, 80
Natriumhydrogencarbonat 67
Natriumlactat 67
Natriumsulfat 80, 135
Natulan® 108
Navidrex® 72
Nembutal® 37
Neoantergan® 23
Neo-Erycinum® 92
Neogynon® 115, 116

Neomycin **93**, 98
Neostigmin 1, **5**, 6, 21
Neoteben® 96
Neo-Thyreostat® 21
Nepresol® 68
Nicethamid **52**
Niclosamid **103**
Nicotin **16**, 17, 71
Nifluminsäure **55**, 57
Nitrazepam 37, 40, **43**, **45**
Nitrofurantoin **106**
Nitrolingual® **64**
Nitroprussid-Na 68
Nitrostigmin **5**
Nobrium® 43, 45
Nogram® **106**
Noludar® **37**
Noracyclin® **116**
Noradrenalin 7, **8**, **10**, 19
Noramidopyrinmethansulfonat **56**, 57, 134
Norfenefrin **8**
Norgestral **115**, 116
Norethisteron **116**
Norethisteronacetat **115**, 116
Normethadon 53, **54**
Nortrilen® 43, 47
Nortriptylin 43, **47**
Noscapin 53, **54**
Notandron®-Depot **119**
Novadral® **8**
Novalgin® **56**, 134
Novocain® 18, 19
Novocamid® **63**
Novodigal® **59**
Nystatin **102**

Obidoxim **5**, 135
Oestradiol 110, **113**
Oestradiolester **113**
Oestran **109**
Oestriol 110, **113**
Oestron 110, **113**
Oestroral® **114**
Oleum Anisi **53**
Olcum Eucalypti **53**
Oleum Thymi **53**
Omca® **46**
Opipramol 43, **47**
Oracef® **86**
Oraconal® **116**

Orciprenalin **8**, 53, 134
Orlest® **116**
Orphenadrin **42**
Ortho-Novum® 2 mg **116**
Ortho-Novum® 1/50 **116**
Osmofundin® **73**
Osnervan® **42**
Otriven® **9**
Ouabagenin **59**
Ouabain = g-Strophanthin **59**
Ovestin **113**
Ovocyclin® **113**
Ovocyclin® Amp. **113**
Ovocyclin® M **113**
Ovulen® 115, **116**
Oxazepam **43**, **45**
Oxiphenbutazon **56**, 57
Oxprenolol **14**
Oxyäthyltheophyllin **52**
Oxyfedrin **65**
Oxymetazolin **9**
Oxytetracyclin **88**, 89
Oxytocin 125, **126**
Ozon **105**

^{32}P **108**
Pacatal® **46**
Paludrine® **101**
Pancuroniumbromid **20**, 21
Pantocain® 18, 19
Paracetamol **55**, 57, 136
Paradione® **40**
Paraffinum subliquidum **135**
Paramethadion **40**
Paraoxon **5**
Parathormon **132**
Paraxin® **91**
Parkemed® **55**
Pasalon® **96**
Pavulon® **20**
Pecazin **46**
Pemolin 43, **48**
D-Penicillamin **133**
Penicillin Bayer **134**
Penicillin G = Benzylpenicillin **85**, 86, 87, 134
Penicillin V **86**
Pentaerythrittetranitrat **64**
Pentagastrin **131**
Pentazocin **50**
Pentetrazol **52**, 135

159

Pentobarbital 35, **37**
Pentobarbital-Na 36
Perandren® 117
Perandren®-Linguetten 117
Periston® 67
Periston®-N 67
Peritofundin® 67
Persantin® 64
Pertofran® 43, 47
Pervitin® 9, 43, 48
Pethidin **50**, 134
Petinutin® 40
Phanodorm 37
Phanquinon **106**
Phenacetin **55**, 57, 136
Phenanthren **142**
Phenformin **129**
Pheniramin 23
Phenmetrazin 9, 43, **48**
Phenobarbital 37, **40**, 136
Phenobarbital-Na 36
Phenothiazin **142**
Phenoxybenzamin **14**
Phenprocoumon **76**, 77
Phentolamin **14**, 17, 68
Phenylalanin **10**
Phenylbutazon **56**, 57, 58
Phenytoin **40**, 41, **63**
Physostigmin 1, **5**
Physostigmin Augentropfen 5% 134
Physostigminsalicylat DAB VII 134
Physostol® 5
Phytomenadion **76**
Pilocarpin **4**
Pindolol **14**
Piperazin **103**, **142**
Pitressin® 125
Planovin® **115**, 116
Polamidon® 50
Polymyxin B₁ **98**, 99
Polymyxin-B Novo 98
Polyvinylpyrrolidon (MG 12600) 67
Polyvinylpyrrolidon (MG 30000) 67
Practolol **14**
Pralidoxim **5**, 6
Predalon® 124
Prednisolon **112**
Prednison **112**
Prednyliden **112**
Pregnan **109**
Preludin® 9, 43, 48

Prenylamin **65**
Presinol® 68
Primaquin 100, **101**
Primaquine-Bayer® 101
Primidon **40**, 41
Primobolan® 119
Primobolan Depot® 119
Primolut®-Nor 115
Privin® 9
Probenecid **58**
Procain **18**, 19
Procainamid **63**
Procarbazin 108
Procyclidin **42**
Progesteron 110, **115**
Proguanil 100, **101**
Progynon® C 113
Progynon® Depot 10 mg 113
Progynon® Depot 100 mg 113
Prolactin = LTH 124
Proluton® 115
Proluton®-Depot 115
Promethazin 23, **46**
Prominal® 40
Propanidid **33**
n-Propanol 104
Propicillin **85**, 87
Propranolol **14**
Propycil® 121
Prostaglandin E₂ (PGE₂) **28**
Propylthiouracil **121**
Prostigmin® 5
Protamin 1000 u. 5000 „Roche"
  76
Protaminsulfat 76, 141
Prothipendyl 43, **46**
Proviron® 117
Psilocybin 43, **49**
Purin **142**
Puri-nethol® 108
Purostrophan® 59
Purpureaglykosid A **59**
Pursennid® 80
Pyramidon® 56
Pyrazol **142**
Pyridin **142**
Pyridostigmin **5**
Pyrimethamin 100, **101**
Pyrimidin **142**
Pyrrol **142**
Pyrviniumpamoat **103**

Quecksilber 133
Quilonum® 43, 47
Rapidosept® 105
Rastinon® 129
Reactivan® 43, 48
Refobacin® 93
Regelan® 70
Regitin® 14, 68
Renin 69
Reserpin 7, 11, **15**, 25, 68
Resochin® 101
Resulfon® 83
Reverin® 88
Revonal® 37
Rheomacrodex® 67
Rhinospray® 9
Ricinusöl 80
Ricinolsäure **79**
Rifampicin **96**, 97
Rimactan® 96
Ritalin® 43, 48
Rolitetracylin 88

Sagrotan® 104
Salazo-sulfapyridin 83
Salbutamol **8**, 53
Salicylsäure 136
Sali-Presinol® 68
Saltucin® 72
Scandicain® 18, 19
Scheroson® 111
Scopolamin **4**, 35, 39
Scopolaminbutylbromid **4**
Segontin® 65
Sekretin **131**
Serotonin **24**
Serpasil® 15, 68
Silubin® 129
Sintrom® 76, 77
Sistometril® 116
Solosin® 52
Sorbit 67
Spironolacton 73, 74, 141
Steran **109**
Steranabol® 119
Sterofundin® A 67
Sterofundin® B-S 67
Sterofundin® H⁺ 67
Sterofundin® HL 5 67
Sterofundin® OH⁻ 67

Sterofundin® Tris 67
STH = Wachstumshormon 122
Stickoxydul 31, **32**
Streptase® 75
Streptokinase 75
Streptomycin **93**, 94, 96, 97
Streptomycin-Sulfat ,,Bayer" 93
g-Strophanthidin 59
k-Strophanthidin 59
g-Strophanthin 59, 60, 61
k-Strophanthin 59, 134
Strychnin **52**
Succus Liquiritiae 53
Sulfacetamid-Na **83**
Sulfactin Homburg® 133, 135
Sulfa-guanidin **83**, 84
Sulfa-methoxazol **83**
Sulfa-methoxydiazin **83**, 84
Sulfanilamid **83**, 84
Sulfin-pyrazon **58**
Sulfisomidin **83**
Sultanol® 8, 53
Suprarenin® 8
Suxamethonium 21, 33
Suxinutin® **40**
Synacur® 21
Syntocinon® 125

Tanderil® 56
Taractan® 43
Tego 103 S® 105
Tegretal® 40
TEM-Lederle 107
Terbutalin **8**, 53
Terramycin® 88
Tespamin® 107
Testosteron 110, **117**
Testosteroncypionat **117**
Testosteronoenanthat **117**
Testosteronpropionat **117**
Testoviron®-Depot 117
Testoviron® T 117
Tetraäthylammonium **16**
Tetracain **18**, 19
Tetracyclin **88**, 89
Δ^9-Tetrahydrocannabinol 43, **49**
Tetrahydrofuran **142**
Tetramethylammonium **16**
Thalamonal® 34, 50
Thallium 133
Thebacon 53, **54**

161

Theophyllin **52**
Thiabutazid **72**
Thiomesteron **119**
Thiopental **33**
Thiopental-Na **36**
Thioridazin **46**
Thio-TEPA **107**
Thybon® **121**
Thyreotropes Hormon = TSH **120, 122, 132**
Thyreotropin releasing hormone = TRH **126**
Ticarda® **53, 54**
Tofranil® **43, 47**
Tolbutamid **129**
Tolnaftat® **102**
Tonoftal® **102**
Tosmilen® **5**
Tosylchloramid **105**
Toxogonin® **5, 135**
Tradon® **43, 48**
Tramazolin **9**
Tranexamsäure **75, 77**
Trapanal® **33**
Trasicor® **14**
Trenimon® **107**
Tretamin **107**
TRH = Thyreotropin releasing hormone **126**
Triamcinolon **112**
Triamteren **73, 74**
Triaziquon **107**
Tridione® **40**
Trichlormethiazid **72**
Trihexyphenidyl **42**
Trimethadion **40**
Trimetaphan **16**
Trimethoprim **83, 84, 101, 141**
Trometamol **67**
Tromexan® **76, 77**
Tropicamid **4**
Truxal® **46**
Tryptophan **24**
TSH = Thyreotropes Hormon **120, 122, 132**
D-Tubocurarin **5, 20, 21, 22, 140**

Tutofusin® **67**
Tutofusin® Alk **67**
Tutofusin® HX **67**
Tyramin **7**
Tyrocidin A **98**
Tyrosin **10, 11**
Tyrosolvin® **98**
Tyrothricin **98**

Ugurol® **77**
Ultandren® **117**
Ultralan® **112**
Urbason® **112**
Urethan **36**
Urokinase **75**
Ustimon® **65**
Uvilon® **103**

Valium® **39, 40, 43, 45, 134**
Vandid® **52**
Velbe® **108**
Verapamil **65, 68**
Verbandmaterial **135**
Vibramycin® **88**
Vinblastin **108**
Vincristin **108**
Vioform® **106**
Visken® **14**
Vitamin K **97, 134**
Volon® **112**

Wachstumshormon = STH **122**
Wismut **133**

Xanthin **58**
Xylit **67**
Xylocain® **18, 19, 63, 134**
Xylometazolin **9**

Yomesan® **103**

Zentropil® **40, 63**
Zephirol® **105**
Zyloric® **58**

Heidelberger Taschenbücher

Medizin — Biologie

3. W. Weidel: Virus und Molekularbiologie. 2. Auflage. DM 5,80
4. L. S. Penrose: Einführung in die Humangenetik. 2. Auflage. DM 12,80
5. H. Zähner: Biologie der Antibiotica. DM 8,80
18. F. Lembeck/K.-F. Sewing: Pharmakologie-Fibel. 2. Auflage. DM 14,80
24. M. Körner: Der plötzliche Herzstillstand. DM 8,80
25. W. Reinhard: Massage und physikalische Behandlungsmethoden. DM 8,80
29. P. D. Samman: Nagelerkrankungen. DM 14,80
32. F. W. Ahnefeld: Sekunden entscheiden — Lebensrettende Sofortmaßnahmen. DM 8,80
41. G. Martz: Die hormonale Therapie maligner Tumoren. DM 8,80
42. W. Fuhrmann/F. Vogel: Genetische Familienberatung. DM 8,80
45. G. H. Valentine: Die Chromosomenstörungen. DM 14,80
46. R. D. Eastham: Klinische Hämatologie. DM 8,80
47. C. N. Barnard/V. Schrire: Die Chirurgie der häufigen angeborenen Herzmißbildungen. DM 12,80
48. R. Gross: Medizinische Diagnostik — Grundlagen und Praxis. DM 9,80
52. H. M. Rauen: Chemie für Mediziner — Übungsfragen. DM 7,80
53. H. M. Rauen: Biochemie — Übungsfragen. DM 9,80
54. G. Fuchs: Mathematik für Mediziner und Biologen. DM 12,80
55. H. N. Christensen: Elektrolytstoffwechsel. DM 12,80
57/58. H. Dertinger/H. Jung: Molekulare Strahlenbiologie. DM 16,80
59/60. C. Streffer: Strahlen-Biochemie. DM 14,80
61. Herzinfarkt. Hrsg. von W. Hort. DM 9,80
68. W. Doerr/G. Quadbeck: Allgemeine Pathologie. 2. Auflage. DM 6,80
69. W. Doerr: Spezielle pathologische Anatomie I. DM 6,80
70a. W. Doerr: Spezielle pathologische Anatomie II. DM 6,80
70b. W. Doerr/G. Ule: Spezielle pathologische Anatomie III. DM 6,80
76. H.-G. Boenninghaus: Hals-Nasen-Ohrenheilkunde für Medizinstudenten. 2. Auflage. DM 14,80

77 F. D. Moore: Transplantation. DM 12,80

79 E. A. Kabat: Einführung in die Immunchemie und Immunologie. DM 18,80

82 R. Süss/V. Kinzel/J. D. Scribner: Krebs — Experimente und Denkmodelle. DM 12,80

83 H. Witter: Grundriß der gerichtlichen Psychologie und Psychiatrie. DM 12,80

84 H.-J. Rehm: Einführung in die industrielle Mikrobiologie. DM 14.80

88 F. W. Bronisch: Psychiatrie und Neurologie. DM 16.80

89 G. L. Floersheim: Transplantationsbiologie. DM 14.80

94 F. Anschütz: Die körperliche Untersuchung. DM 14,80

95 H. Moll/J. H. Ries: Pädiatrische Unfallfibel. DM 14,80

96 Grundriß der Neurophysiologie. Hrsg. von R. F. Schmidt. 2. Auflage. DM 14,80

97 W. D. Keidel: Sinnesphysiologie. Teil 1. DM 14,80

100 W. F. Angermeier: Kontrolle des Verhaltens: Das Lernen am Erfolg. DM 14,80

101 A. A. Bühlmann/E. R. Froesch: Pathophysiologie. DM 14,80

106 H. H. Balmer: Die Archetypentheorie von C. G. Jung. DM 14,80

111 H. Mellerowicz/W. Meller: Training. DM 12,80

112 Kursus: Radiologie und Strahlenschutz. Redaktion: J. Becker, H. M. Kuhn, W. Wenz, E. Willich. DM 16,80

113 A. Greither: Dermatologie und Venerologie. DM 14,80

115 F. Kaudewitz: Molekular- und Mikroben-Genetik. DM 16,80

116 T. J. Franklin/G. A. Snow: Biochemie antimikrobieller Wirkstoffe. DM 16,80

118 O. Hallen: Klinische Neurologie. DM 16,80

119 K.-H. Bäßler, W. Fekl, K. Lang: Grundbegriffe der Ernährungslehre. DM 14,80

121 Humanbiologie. Hrsg. von H. Autrum, U. Wolf. DM 14,80

122 W. Piper: Innere Medizin. In Vorbereitung

124 H. Stegat: Enuresis. DM 12,80

125 U. Lüttge: Stofftransport der Pflanzen. DM 19,80

128 R. E. Froelich/F. M. Bishop: Die Gesprächsführung des Arztes. DM 16,80

130 H. Kind: Leitfaden für die psychiatrische Untersuchung. DM 16,80

MIX
Papier aus verantwortungsvollen Quellen
Paper from responsible sources
FSC® C105338

If you have any concerns about our products,
you can contact us on
ProductSafety@springernature.com

In case Publisher is established outside the EU,
the EU authorized representative is:
**Springer Nature Customer Service Center GmbH
Europaplatz 3, 69115 Heidelberg, Germany**

Printed by Libri Plureos GmbH
in Hamburg, Germany